U0396885

ZHUDONG JIANKANG FUWU TIXI

主动健康服务体系

主编 杨建荣 黎君君 伍秋霞 阳昊

广西科学技术出版社

·南宁·

图书在版编目（CIP）数据

主动健康服务体系 / 杨建荣等主编. —南宁：广西科学
技术出版社，2023.12
ISBN 978-7-5551-2134-3

Ⅰ.①主… Ⅱ.①杨… Ⅲ.①医疗卫生服务—研究—中国
Ⅳ.①R199.2

中国国家版本馆CIP数据核字（2024）第010382号

主动健康服务体系

主编 杨建荣 黎君君 伍秋霞 阳 昊

责任编辑：程 思　　　　　　　　装帧设计：韦宇星
责任印制：韦文印　　　　　　　　责任校对：冯 靖

出 版 人：梁 志　　　　　　　　出版发行：广西科学技术出版社
社　　址：广西南宁市东葛路66号　邮政编码：530023
网　　址：http://www.gxkjs.com

印　　刷：广西壮族自治区地质印刷厂

开　　本：787 mm×1092 mm　1/16
字　　数：228千字　　　　　　　　印　　张：12.75
版　　次：2023年12月第1版　　　　印　　次：2023年12月第1次印刷
书　　号：ISBN 978-7-5551-2134-3
定　　价：98.00元

序

习近平总书记指出："人民健康是社会文明进步的基础。拥有健康的人民意味着拥有更强大的综合国力和可持续发展能力。"以习近平同志为核心的党中央坚持把保障人民健康放在优先发展的战略位置，加快推进健康中国建设，全方位、全周期保障人民健康。构建主动健康服务体系是贯彻落实习近平总书记关于卫生健康领域重要讲话和重要指示批示精神的具体体现，是推动人民健康水平不断向上提升的有效方式。

主动健康服务是现今医疗卫生服务的新模式，通过政策支持、组织保障、科学运行、有效监管、合理评价和科技赋能等手段构建以人民健康和实现幸福为核心的全方位、全周期卫生健康服务体系。构建主动健康服务体系对于提升全民健康主观能动性、减少非必要药物干预和降低医疗费用等具有重要意义，让人民群众不生病、少生病，进一步提升人民群众幸福感。主动健康服务要求推进卫生健康领域供给侧结构性改革，建立优质高效整合型服务体系。也就是在需求侧围绕人民群众全生命周期的健康需要，在供给侧以预防为主、以健康为线，重构被碎片化了的健康产品供给体系，将健康生活、健康服务、健康保障、健康环境、健康产业及其管理整合在一起，协调各类健康服务产品供给机构，为人民群众提供终身连贯的健康服务。

广西医学科学院·广西壮族自治区人民医院先知先行，用实践探索真知，总结老年人群和慢性病人群主动健康服务经验，打造主动健康示范基地，以《主动健康服务体系》一书作为引玉之砖，为志同道合的同仁研究主动健康服务体系提供参考。

主动健康研究任重道远，构建主动健康服务体系道阻且长。有志者事竟成，破釜沉舟，百二秦关终属楚。愿全体卫生健康人意志坚定，共同努力，行稳致远。

　　是为序。

中国工程院院士
中南大学临床药理研究所所长

前　言

党的二十大报告提出"推进健康中国建设""把保障人民健康放在优先发展的战略位置"。由此可见，现代化最重要的指标还是人民健康。健康是人民幸福生活的基础，是民族昌盛和国家富强的重要标志。随着"人口红利"的减弱与疾病谱系的改变，我国将持续面临人口老龄化、慢性病年轻化的巨大压力，传统的医疗服务模式已难以满足人民群众多层次、多样化的健康服务需求。主动健康服务体系的建立将为解决当前和长远的健康问题注入新活力。

主动健康服务体系在理念上突破医学视域的狭隘性，秉承整体观，坚持以人为本，将人体看作整体性复杂系统，从而进行一系列的诊疗干预。主动健康服务体系在宏观层面，是将健康发展要素主动融入所有政策，把人民健康放在优先发展的战略位置；在中观层面，是多元主体协同健康治理与产业创新发展；在微观层面，是以个体健康需求为核心的综合性健康管理服务。主动健康服务是涵盖健康管理与疾病预防、诊断、治疗、康复、预后、护理的全健康服务链，强调连续、全面、动态、实时地监测与反馈人体的健康状况，以保持人体能长期处于健康状态。

广西高度重视主动健康服务体系的构建。在广西医学科学院·广西壮族自治区人民医院的推动下，"构建主动健康服务体系"连续两年被写入自治区政府工作报告；"倡导'主动健康'概念"也被写入《广西卫生健康发展"十四五"规划》。在推进主动健康实践中，医院形成了主动健康理论体系和实践体系相互融合、相互支撑的发展格局，并将睡眠、运动、营养、中医、心理等方面的服务融入主动健康管理的全过程，形成了一套院内外健康数据互联互通的健康管理闭环新模式，打造了可落地、可持续、可推广的示范样板。同时，医院通过搭建"3+1+2"主动健康信息平台，打造"六化"健康科普基地，设置五级主动健康中心，构建较为完善的主动健康服务体系，在全面提升区域人民健康水平方面发挥了引领作用。医院连续举办三届主动健康院士交流大会，成功举办全区构建主动健康服务体系研讨会，在全区推广构建主动健康服务体系；出版国内首部主动健康专著《主动健康理论与实践》；带领广西32家医疗机构申报主动健康与常见病多发病联合专项206项。以上举措不仅顺应了建设健康中国、健康广西的时代大背景，也是医院聚力创新医学模式，开辟主动健康新赛道的体现，既是时代之需，也是未来之趋。医院"广西主动健康服务体系构建研究与应用"项目荣获2023年度八桂人工智能科学技术奖科技进步类三等奖。

医院在出版《主动健康理论与实践》的基础上，大胆探索，积极实践，形成《主动健康服务体系》一书。该书将主动健康的理论研究进一步深化，将概念性的主动健康绘就具体可行的主动健康服务体系，进一步延伸主动健康的内涵，为主动健康医学模式的发展搭建框架。

本书主要分为理论部分、实证部分。理论部分包括第一章至第六章，从主动健康服务体系概述、政策体系、组织体系、运行体系、监管体系、评价体系等方面进行深入剖析，以在广西探索构建五级主动健康中心为例，介绍构建主动健康服务体系的全过程。实证部分包括第七章和第八章，从技术层面阐述如何高效、智能和个性化地实现健康管理，并结合实际，介绍广西医学科学院·广西壮族自治区人民医院与多部门、多机构协同合作、密切配合，构建主动健康服务体系的创新实践案例等。

广西医学科学院·广西壮族自治区人民医院党委书记

目 录

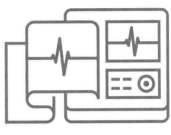

第一章

主动健康服务体系概述

第一节　主动健康服务体系的概念

一、主动健康服务体系的概念

主动健康是以提高全人群健康素养主观能动性为核心，借助健康管理服务云平台，对健康信息及其影响因素进行抓取、整合、分析和预测，从各相关领域积极争取一切可能的资源以持续改善健康状态，并对健康危险因素采取以非药物治疗措施为主、以必要的药物治疗措施为辅的方式，从而达到提高机能、消除疾病、维持人体处于健康状态的目的的实践活动和知识体系。

主动健康服务体系是指依托主动健康技术，连续动态采集健康信息以组建健康大数据队列，构建全方位、全人群、全生命周期的危险因素控制、行为干预、疾病管理和健康服务的技术与产业支撑体系。

发展主动健康服务体系的核心目的在于针对健康的决定因素进行跨界统筹治理，重构国民健康保障体系，以创造健康价值为核心，以保障生命安全、提高生命质量为目标，对我国经济社会活动的全过程进行创新、融合、升级，以期形成新的生产方式、生活（消费）方式、产业结构和社会文化。实施将健康融入所有政策和相关产业的主动健康经济行动，可为破解世界健康难题，提供中国式解决办法。

二、主动健康服务体系的功能定位

1. 传播健康文化和理念

主动健康服务体系旨在传播健康理念、健康知识和健康生活方式，以提升全民健康素养，促进主动健康的发展。

2. 创新健康服务

主动健康服务体系涵盖健康管理与健康促进、运动与干预、癌症早检与管理、心理健康与睡眠、营养与健康、体检质控管理等多个方面的健康管理服务。

3. 提供个性化服务

主动健康服务体系将根据个人的健康需求提供多样化、多层次、个性化的健康服务。

三、构建主动健康服务体系的理论支持

（一）构建主动健康服务体系的政策保障

2015 年 10 月，中共十八届五中全会明确提出推进健康中国建设任务。尔后，我国印发并实施了《"健康中国 2030"规划纲要》《"十三五"深化医药卫生体制改革规划》《健康中国行动（2019—2030 年)》《"十四五"国民健康规划》等一系列政策，促进主动健康事业的发展，为构建主动健康服务体系提供了政策保障。

（二）构建主动健康服务体系的必要性和可行性

1. 必要性

2019 年，我国公民的平均寿命已达到 77.7 岁。《柳叶刀》子刊预测，到 2035 年，我国公民的平均预期寿命将达到 81.3 岁，甚至排名最高的省（区、市）的女性平均寿命大概率能超过 90 岁。2019 年，《国家积极应对人口老龄化中长期规划》印发，正式将应对老龄化上升为国家战略。2022 年，国务院印发《"十四五"国家老龄事业发展和养老服务体系规划》，提出了"获得感、幸福感、安全感"的老年政策相关概念。然而，以疾病为中心、大型医院为主导的传统健康服务体系，已不适用于老龄化和以慢性病为主体的全民健康现状。为满足人民日益增长的、不同层次的健康需求，我国迫切需要探索与健康中国目标相适应的新型生物 – 心理 – 社会 – 环境医学模式，将健康与多种影响因素结合成有机整体，以现代科技手段串联全生命周期的各个环节，构建新型（全生命周期）健康服务体系。

2. 可行性

（1）健康意识。

随着我国经济的迅速发展及人口老龄化的加重，国人的健康意识也大大增强，健康观念逐渐由"治已病"转为"防未病"。构建主动健康服务体系，可以满足人民群众多层次、多样化的健康服务需求，有助于提升全民健康素养，进而提高全民生活质量。

（2）技术支持。

在全球新一轮科技革命和产业变革来临之际，科技创新正加速推进，并深度融合，且广泛渗透到各个方面。大数据、人工智能（AI）、5G、物联网、云计算等新一代信息技术的发展极大提升了健康管理的高效性、干预的便捷性和数据的可及性，成为远程医疗、健康数据共享等行业发展瓶颈的有效突破口，为医疗服务模式和体系的重构提供了技术支持。

（3）产业发展。

主动健康服务体系将推动传统医疗保障体系向以健康创造为中心的价值链重塑、产业链延伸，形成一、二、三产业及信息产业、文化产业融合的综合新兴产业——健康创造业，以支撑健康友好型的生产方式、生活方式和城乡一体化发展；形成以主动健康为目标，以健康生活为核心的"医、食、住、行、育、乐、康、游"八大民生行业的交融合作与统筹发展。

（三）构建主动健康服务体系面临的问题和挑战

自相关健康政策实施以来，我国在健康领域取得了重大成就，如全民医疗保障制度基本建成、药品供应保障体系逐步健全、重点人群健康服务得到加强、全民健康生活逐渐普及和人民健康水平稳步提高等。党的十九大作出"实施健康中国战略"的重大决策，将维护人民健康提升到国家战略的高度。健康中国战略要求为人民群众提供全方位、全周期健康服务，超越了传统的疾病防治范畴，推动"以治病为中心"向"以人民健康为中心"转变。因此，更加有效的主动健康模式应运而生。然而，目前我国在推行主动健康模式的过程中，仍存在一些问题与挑战。

1. 社会对主动健康重视程度普遍不足

主动健康是一个跨领域的概念，其内涵尚不明确，且缺乏有效政策引导主动健康的发展，导致卫生健康行政部门、相关部门和居民对主动健康的认识不够全面，国民主动健康管理理念缺失，对健康的追求过多依赖医疗技术手段。在部分地区，"健康仅仅与环境有关，与心理因素、生活方式、遗传因素、医疗水平无关""没有必要进行健康体检""不需要主动获取卫生保健知识"等观点仍普遍存在，居民健康素养偏低，参加健康促进活动的积极性较差，基层就诊意愿差，对健康随访有抵触心理。

2. 老龄化带来的主动健康服务需求加速增长

人口老龄化已成为全球普遍现象。我国人口老龄化规模大、程度深、速度快。2020 年，我国 65 岁以上老龄人口达到 1.91 亿，占总人口的 13.5%，全球每 4 个老年人中就有 1 个是中国人。中国人均 GDP 接近发达经济体下限，但 13.5% 的老龄化程度已经超过中高收入经济体 10.8% 的平均水平，将面临经济增长和养老负担双重压力。预计 2057 年中国 65 岁以上人口将达 4.25 亿人的峰值，占总人口的 32.9% ～ 37.6%。老龄化带来的主动健康服务需求加速增长，其主动健康服务问题已成为社会发展的一个重大挑战。

3. 主动健康理念缺乏系统认知

在发展实践中，主动健康理念并非新鲜事物，如诊疗过程中的健康咨询与评估、医学科普与宣教、患者参与与反馈，教学工作中有关预防医学和社会医学的课程设置，以及关于疾病的影响因素、发病机制、干预措施的科学研究等，均体现了主动健康理念。当前，主动健康尚未形成完整的理论体系，聚焦疑难危重症的被动式诊疗仍是常态。虽然分级诊疗制度正不断完善，但是如何主动识别和干预疑难危重患者以获得稳定病源这一问题尚未得到充分重视。主动健康理念如何指导临床诊疗、教学和科研活动的开展，如何嵌入医院的各项管理措施，如何作为优质医疗资源扩容下沉的有力抓手……这一系列问题仍有待广大医院管理者和卫生技术人员思考。

4. 主动健康资源亟待有效整合

主动健康参与主体多、服务由不同机构和部门提供、居民健康信息未充分联通等问题严重影响主动健康服务体系的连续性和协调性。我国已设立的医疗、保险、教育、环卫和体育等部门作为主动健康的责任主体，均承担了部分促进居民健康的相关工作，但这些机构彼此独立，在涉及主动健康的工作上无明确的分工，甚至存在部分工作内容的重叠，导致各责任主体对主动健康相关工作重视程度低、执行力度差，进而出现责任推卸、政策执行效率低、资源分配不平衡等问题。大型公立医院作为医疗系统的核心，在构建上述多主体协作机制中应进一步发挥纽带和引领作用。

5. 主动健康技术应用水平较低

近年来，依托国家重点研发计划"主动健康和人口老龄化科技应对"重点专项，运动健康促进、个人健康监测、健康大数据采集、疾病预测预警和干预、膳食营养评估和干预等主动健康技术得到了快速发展，并取得了良好的示范效应。然而，相关技术仍缺乏系统集成和综合应用场景，影响了主动健康技术的迭代升级和产业化发展；健康监测和干预等技术与智慧医院建设结合程度较低，脱离临床实践，医护人员认可度不高，不利于技术的推广应用；通过技术手段采集的大量健康数据缺乏有效利用和深度挖掘，高质量科研成果产出不足，健康数据治理能力有待提高。慢性病、老龄化、预防、康养是未来健康产业的关键词，国民健康需求的多元化和个性化也在不断升级，当前的主动健康技术难以满足实际服务需求。

（四）主动健康服务体系发展趋势和解决方法

习近平总书记在全国卫生与健康大会上强调，要把人民健康放在优先发展战略地位，努力全方位、全周期保障人民健康。大会首次明确将"将健康融入所有政策"列入我国新时期卫生健康工作方针，为下一步发展全民健康提供了政策保障。

1. 推广主动健康新理念

（1）建立健全法律保障体系。

出台主动健康相关法律法规，出台国民健康教育与健康促进相关法律，支持各相关部门开展主动健康工作，制定主动健康工作标准或规范并加以落实，从制度上保障国民健康教育与健康促进工作的有序和可持续开展。

（2）推进"将健康融入所有政策"理念的贯彻执行。

落实"将健康融入所有政策"的有效机制，建立起全面有效的跨部门协调机制和健康影响评价评估制度，以创建"卫生城市""健康城市""健康促进区县"等工作为切入点，不断探讨与推广将主动健康融入各级政府、相关部门及单位相关政策的有效做法、经验。

（3）重视主动健康宣传教育工作。

各级相关部门应利用各种传播渠道及新媒体手段，面向全社会开展健康科普信息发布与宣传工作，及时纠正不科学的健康信息，大力倡导无病先防、崇尚健康的生活理念及生活方式，提高公众健康素养水平。

2. 开展政府主导、部门协作、全社会参与的主动健康行动

为有效应对慢性病的流行，必须将健康促进列为国家及各级政府的重大民生工程，加强统一领导与部署，成立各级健康促进委员会，统筹协调政府各部门主动健康工作，建立健全"一把手"负责的多部门协调机制及各级绩效考评体系，制定适宜各地区的主动健康规划或行动计划，从引起慢性病的社会因素入手，采用政府主导、部门协作、全社会参与的综合治理方法推进主动健康行动。

3. 加强体系与能力建设

理顺主动健康机构的管理体制，完善机构设置与职能；注重与加强主动健康教育队伍建设，建立主动健康教育职业资格认证体系与准入标准，明确各级主动健康机构及人员的工作职责与考核标准、工作评价指标体系，开展在职人员的继续教育，提高在职人员的素质与能力；建立政府主导、多部门合作、全社会参与的多元化的主动健康网络；通过示范、培训、交流等活动大力推广经过实践验证的主动健康理论与技术、工作模式、最佳实践与适宜技术，提升服务能力。

要面向不同人群提供有针对性的个性化服务，信息匹配的及时性和准确性、服务场景的全面性、服务方式的多样性是关键。近年来，5G、物联网、AI、大数据、云计算等新一代信息技术协同发展，全生命周期主动健康服务体系利用健康大数据信息与服务关联，可提供主动化、个性化、持续性的健康服务，为主动健康领域提供新动能，不断满足广大群众多样化、个性化的主动健康服务需求。

从被动医疗迈向主动健康，需通过构建主动健康服务平台，依托信息联动和服务关联创新主动健康的服务模式，提高数据对健康促进的应用价值。未来，高新科技的加速发展，必定会推动主动健康服务的集成、整合与扩展更为深入，进一步实现全场景、精细化、一站式的健康服务。

第二节　主动健康服务体系的设计思路与总体目标

随着认识的深化，人们对健康的需求越来越高，不再局限于远离疾病，而是追求主动健康。主动健康是通过对人体主动施加可控刺激，增加人体微观复杂

度，促进人体多样化适应，从而实现人体机能增强或慢性病逆转的医学模式。主动健康贯穿全生命周期，通过营养、运动、康复、心理、中医、睡眠等多学科融合的新型干预路径，构建以前沿信息科技为引领的一体化主动健康服务体系，提供主动化、个性化和持续性的健康服务。

一、主动健康服务体系的特点

主动健康以防治结合为基础，侧重在未病时就重视调理养治，是对当前"以疾病治疗为中心"的三级预防体系的补充和完善。构建主动健康服务体系是提升国民健康素养、缓解医疗卫生资源短缺、大幅度降低医疗卫生支出的有力措施，更是建设健康中国的重要发展方向。主动健康服务体系主要包含以下 6 个特征。

（1）主动性。主动健康服务体系是从个人、行业和社会等三个方面促进公共健康，充分发挥个人的主动性和积极性，提升居民健康素养，减少医疗资源浪费，在提升全民健康水平的同时带动医疗健康产业蓬勃发展。

（2）个性化。主动健康服务体系更加注重个性化和定制化服务，根据个人的健康状况、生活习惯、家族病史等因素，提供个性化的主动健康管理计划和服务，切实考虑受众的个性化需求，做到因人而异、因地制宜、科学配置、动态调整。

（3）智能化。主动健康服务体系通过建立主动健康信息化数据中心，在确保用户隐私和数据安全的同时，充分利用物联网、AI、第三方穿戴设备等新一代信息技术，对用户进行连续动态跟踪，实现集健康对象数据采集、风险预警、风险评估、健康干预、科普推送、智能管理为一体的全方位主动健康管理，对健康状态、疾病谱演化方向和程度进行识别、评估、预测、干预，提高个体机能，消除重点疾病，减少国家医保支出和个人医疗费用支出。

（4）精准化。精准的个性化医疗是主动健康服务体系的基础，通过信息技术精确寻找病因和治疗靶点，对疾病的不同状态和进程进行精确分类，对特定患者实现个体化精准治疗，提高疾病治疗和预防的效益。此外，还可对使用对象的健康状态进行靶向干预，建立用户画像，对其数据动态追踪，实现数字化主动健康管理。

（5）连续性。主动健康服务体系要求覆盖健康管理全过程。社区健康自主管理连续服务平台和跨区域共享云平台的建设，解决了主动健康服务体系的连续性问题。目前，广西壮族自治区人民医院已在南宁市青秀区建立推广主动健康示范区并开展连续性的数据采集，以实现连续的健康监测和治疗。

（6）可及性。主动健康服务体系需面向个人，通过各级主动健康中心，发展并运用专业快捷的服务模式自动采集健康信息，实时干预健康风险。便捷、可及的健康管理模式既有助于健康知识的普及和公民健康素养的提升，也有助于提高公民参与主动健康管理的积极性，促进全民健康的全面发展。

二、主动健康服务体系的设计思路

主动健康服务体系是一项参与主体多元、服务对象广泛、内容供给多样的庞大工程体系。

（一）确定主动健康服务体系的关键要素

1. 主动健康服务对象

从以患者为中心转变为以人为中心，精确到个人，体现健康的整个生命周期，包括健康人群、亚健康人群和疾病患者。

2. 主动健康服务内容

由单一疾病诊疗转变为涵盖疾病预防、诊断、治疗、康复、护理、健康维护的全健康服务。

3. 主动健康服务产业

主动健康服务体系将推动传统医疗保障体系向以健康创造为中心的价值链重塑、产业链延伸，形成一、二、三产业及信息产业、文化产业融合的综合新兴产业——健康创造业，以支撑健康友好型的生产方式、生活方式和城乡一体化发展。

（二）确定主动健康服务体系的技术支撑条件

主动健康服务体系是基于5G、区块链、物联网、大数据等新一代信息技术的医学生态网络。前沿信息科技的成熟，有助于赋能主动健康产业优化产业效率，提升供给能力。例如，大数据技术的应用将从体系搭建、机构运作、临床研发、诊断治疗、生活方式等五个方面推动健康服务产业变革性的改善。在就医流程方面，将实现从"治疗"到"预防"的习惯改变，最终减轻从个人到全社会的医疗费用负担；在产业层面，医疗大数据的介入，可以优化医疗体系，通过区域信息化、在线问诊、远程医疗等技术连接上下级医疗机构，实现电子病历、医疗资源共享等，最终提升医疗服务供给的效率和能力。

三、主动健康服务体系建设的主要任务

主动健康服务体系的建设是一个系统工程，需要政府、社会、个人等多方面的共同努力。建设主动健康体系要通过理论创新、制度创新、科技创新和服务创新，变被动治疗为主动健康。

（一）建设五级主动健康中心

以广西壮族自治区人民医院为核心，建立纵向的"省—市—县—镇—村"五级主动健康中心，上下串联主动健康资源，推进优势资源下沉基层，服务基层。五级主动健康中心从上到下依次为一级主动健康中心，即自治区级主动健康中心；二级主动健康中心，即市级主动健康中心；三级主动健康中心，即县（市、区）级主动健康中心；四级主动健康中心，即镇（乡）级主动健康中心；五级主动健康中心，即村级主动健康中心。其中，自治区级主动健康中心是主动健康体系的创新发动机，面向广西实际需求，建立和完善组织架构与运行机制，形成主动健康体系和建设标准，转化为适合广西乃至中国国情的解决方案。五级主动健康中心为"1+14+111+1118+14164"设置，即在广西探索建设涵盖自治区、市、县、镇、村五级的主动健康服务体系；在首府南宁建设市、县两级主动健康中心是其中的重要组成部分。建设五级主动健康中心，绘制个体和群体健康"全息影像"，对个体和人群进行连续动态跟踪，以最具成本效益、效果、效率的综合干预手段，提高个体机能，消除重点疾病，提升人民群众的生活质量和健康获得感、幸福感。

（二）搭建"3+1+2"主动健康信息平台

"3+1+2"主动健康信息平台采用大数据、AI、机器学习、物联网及5G等新一代信息技术，结合关口前移、早诊早治、医防融合的主动健康新模式，通过在自治区层面搭建主动健康智慧医疗创新平台整合智慧医疗"产、学、研、用、管"全链条研发力量，构建以健康为中心的主动健康智慧医疗工程体系。"3"

即三大数据库，指门诊数据库、住院数据库、体检数据库；"1"即一个大数据中心，指综合健康医疗大数据中心；"2"即两大平台，指多学科健康管理平台和主动健康管理平台。

（三）开发、推广应用"5+1"主动健康APP

"5+1"主动健康移动端应用程序（以下简称"'5+1'主动健康APP"）建设的核心理念是"非药物主动干预"。"5"即根据睡眠、运动、营养、中医、心理等五大重点领域，建设相应的移动服务端；"1"即通过整合医院各科室业务数据及问卷收集、自主填报、医学检查报告等各项指标数据的共享，促进采集、评估、方案、执行、反馈的健康管理循环中各相关科室的联动，进一步准确描绘个人健康画像，构建一个全面的主动健康管理APP。APP按照"1+2+N"模式，即1个云数据中心、2个平台（数据业务中台和数据采集平台）及睡眠、运动、营养、中医、心理等N个应用子系统，通过互联网智能穿戴设备与群众主动参与健康指标数据互动，实现主动推送科普内容、健康评估、"私人小管家"、一对一AI客服咨询及智能导诊等服务，为广大群众打造一整套主动健康管理移动端服务系统。

（四）打造主动健康示范区

地级市试点是主动健康战略制度创新的抓手，通过打造主动健康示范区，进行先试先行的探索实践，以全面了解掌握居民的健康管理需求，开展健康管理新产品的应用，全面实施健康管理新机制，最后通过示范区评价研究评估实施效果，并与健康城市建设深度融合，立足本地实际，打造可复制、可推广的主动健康服务体系建设典范。

（五）推动主动健康产业发展

在广西南宁市青秀区试点设置医院外独立的第三方主动健康连续服务中心。中心可以同时对接个人和医院，在协同方案的指导下，开展营养、运动等非医疗健康服务，并形成个人健康档案，为个人在不同医疗机构之间就诊提供服务。通过延伸产业链，形成一、二、三产业融合发展的主动健康产业。

四、构建主动健康服务体系的总体目标

（一）指导思想

构建主动健康服务体系要坚持以习近平新时代中国特色社会主义思想为指导，认真贯彻落实健康中国战略，牢固树立以人民健康为中心的发展思想，坚持"普及知识、提升素养，自主自律、健康生活，早期干预、完善服务，全民参与、共建共享"的基本原则，强化政府、社会、个人责任，全面普及健康知识，全面干预健康影响因素，全面防控重大疾病，努力延长全民预期寿命，全方位、全周期保障人民健康。

（二）总体目标

到 2030 年，主动健康服务体系更加完善，广西全民健康素养水平大幅提升，健康生活方式基本普及，健康服务能力达到较高水平，健康环境得到显著改善，居民主要健康影响因素得到有效控制，重大慢性病导致的过早死亡率明显降低，重点传染病、严重精神障碍、地方病、职业病进一步得到有效防控，人均健康预期寿命得到较大提高，居民主要健康指标达到或超过全国平均水平。

第三节　主动健康服务体系的结构

全面深入实施健康中国战略是新时代中国特色社会主义建设的重大战略部署，为中国卫生健康事业的发展指明了方向。持续深化改革、推动创新，探索构建中国特色创新型医疗健康服务体系是关系群众切身利益的民生大计，也是健康中国建设的内在要求和重要抓手。在政府深化医药卫生体制改革、技术进步和社会创新的"双轮驱动"之下，以人民健康为中心、政府为主导、公立医疗机构为主体、社会力量为补充、新技术手段和模式为突破口的主动健康服务体系正协同构建形成。主动健康服务模式将逐渐成为当前背景下医疗服务的主流模式。

构建主动健康服务体系，需要借助多元的力量，采取发挥政府领导力、建立主动健康服务模式、构建"线上＋线下"双平台机制、提供信息化支撑、完善

医疗健康保障体系和加强医护人员激励及流动机制、技术研发、社会资本参与等战略措施，以解决包括发挥政府合理作用、调动公立医疗机构主观能动性、提高医护人员积极性、提高民众就医便利度、提升医疗支付能力、加强行业监管在内的六大问题。

一、主动健康服务体系的多元关系结构及演变

社会是一个复杂的系统，其中各个子系统的共生关系是一种客观存在。要深刻认识主动健康服务体系，就必须从它的子系统着手，即需要在精准把握第一阶段干预健康意识萌芽和第二阶段主动健康管理观念转变的基础上，专研以人民健康为中心，关注生命全周期、健康全过程并向大健康、大卫生和大体育等领域延伸的理论建构。

在主动健康服务体系的多元关系结构及演化进程中有三个阶段：第一阶段，人们开始主动干预健康状况，定期进行全面体格检查，由此衍生出健康管理的理念；第二阶段，以不同健康状况人群的健康需求为导向，发挥人的主观能动性，对健康危险因素进行主动干预，对个人或人群的健康状况进行系统管理，趋向主动健康管理；第三阶段，在"树立大卫生、大健康的观念，把以治病为中心转变为以人民健康为中心""关注生命全周期、健康全过程"的新形势下，以大健康观、大卫生观的理念进行健康管理成为主动健康服务体系理论演变的重要方向。在系统性理论建构演变的研究过程中，不能割裂其动态演进，也不能割裂其由结合到共生的动态发展。

二、主动健康服务体系的建构要素

构建主动健康服务体系是推动"以治病为中心"向"以人民健康为中心"路径转变的重要举措，既是对传统医疗服务体系的突破，也是对正处于探索与实践中的医养结合健康服务体系的超越。构建主动健康服务体系旨在通过建立政府引导、卫生健康行政部门主导、全社会共同参与的分层、统一、立体的主动健康协同服务模式，在若干主动健康服务要素相互联系和互相作用下，满足全方位、全过程、全生命周期的健康服务需求。

（一）政府和卫生健康行政部门

政府和卫生健康行政部门是主动健康的领导者和组织者，对主动健康服务体系的建设起到关键领导作用。

（二）医疗机构

医疗机构是为人民群众提供主动健康服务的重要主体，贯穿于主动健康实施的全过程，在从健康计划的制订到实施、疾病的预防到治疗、健康素养的提升到健康行为的养成等各个阶段均发挥着重要作用。

（三）个体居民和家庭

个体居民和家庭是主动健康措施的实施主体和主动健康服务的获益主体。

（四）资源相关方

住房、交通、食品、体育、环境、基础设施等资源相关方是影响主动健康实施效果的重要因素；教育机构和媒体机构则是主动健康理念的主要传播机构。

三、主动健康服务体系的组织机制保障

（一）主动健康服务体系的制度保障

主动健康服务覆盖全人群、全方位、全生命周期，其内容丰富、参与主体众多，因此，厘清主动健康服务的责任主体，明确其责任范围和相互关系是主动健康服务体系建立的前提。在上述前提下，必须统一多元管理主体和管理手段，加强主动健康服务体系的顶层设计，实现卫生、教育、体育、食品、媒体等多元系统的管理融合、政策融合、技术融合和资源融合，这是一个系统工程，应在国家层面提供制度保障。

（1）自上而下建立主动健康服务管理体系，打破各个行业壁垒，建立健全政府主导、相关部门密切配合的协调机制，制定主动健康服务相关政策和法律法规。

（2）针对主动健康服务的重点、难点和痛点确定改革目标，精准施策，建立切实可行的管理、评价和监督体系，探索高效的运行和激励机制，以点带面推动

各级各类机构层层落实。

（3）政策实施杜绝"一刀切"，具体问题具体分析，重点解决好管理形式化、措施不落地等问题，要充分调动主动健康服务主体的主动性和积极性，规范主动健康服务标准，使"主动健康"产生更大的政策叠加和递增效应。

（4）充分利用区块链、物联网、大数据、AI、云计算等新一代信息技术，准确获得新需求、新信息和新知识，并及时应用于健康服务。

（5）统筹规划业务范畴，协调完善利益分配，各行业、各领域齐抓共管，形成发展合力，精准匹配主动健康服务的新需求。

（二）主动健康服务体系的工作机制

建立健全跨部门、跨地区的主动健康协同推进、信息通报、监督检查等协调联动机制，有效整合各类资源，提高运行效能；促进从医疗联合体（简称"医联体"）到主动健康联合体（简称"健联体"）的模式转型，探索从医疗支付到健康支付的制度创新，聚焦大卫生、大健康，致力全方位、全周期保障人民健康，形成主动健康医改经验；建立健康优先制度体系，以基本公共卫生服务、全民预防保健、家庭医生签约服务为抓手，做实分级诊疗、强健基层医疗服务，建设主动健康新型医疗卫生服务体系。

（三）主动健康服务的工作体系

推进主动健康工作重心下移、力量配置下移，强化基层主动健康工作管理责任。各级政府及有关部门要切实担负起健康促进职责，系统强化健康城市的软硬件保障，营造全民健康氛围，引导公众做自己健康的第一责任人，提升全民健康素养水平；探索建立健康城市、健康村镇建设指标体系及主动健康管理质量体系，创新责任机制和激励机制，在全国建设健康城市建设示范市。

第四节　构建主动健康服务体系的现实路径

全人群、全生命周期医疗服务是主动健康服务体系的核心，但构建这一体系，仅有医疗服务是不够的，还需要通过政策体系支持与顶层设计、建立创新型主动健康服务模式、搭建主动健康信息共享平台、建立主动健康创新激励机制等一系列措施，全方位助推主动健康服务体系的构建。

一、政策体系支持

主动健康服务政策体系指的是由政府、卫生部门或其他相关机构制定和实施的一系列政策、措施和规划。党的二十大报告提出，"坚持预防为主，加强重大慢性病健康管理，提高基层防病治病和健康管理能力"，为开展主动健康服务政策体系提供了发展方向。

随着健康中国行动的不断深入，现有政策体系与人民日益增长的多元化需求的差距不断显现，尤其是在当下"深入开展健康中国行动""倡导文明健康生活方式"的形势下，各项政策之间的协同性亟须提高。《"健康中国 2030"规划纲要》中指出，推动卫生健康领域改革是"需要从国家战略层面统筹解决关系健康的重大和长远问题"。然而，构建主动健康服务体系绝非易事，面临着一系列挑战。政府相关政策体系支持是应对挑战的关键。

目前，主动健康服务体系建设相关领域的顶层设计和统筹规划仍待完善，突出表现在三个方面：主动健康领域法规制定流程不规范、体系不健全；产业的市场秩序不佳、行业标准缺失、医疗健康领域信息滞后；缺乏顶层设计和系统规划，导致没有搭建内部信息共享渠道，个人健康信息没有统一管理。

因此，当前迫切需要破除现有障碍，科学制定宏观规划，结合新时代背景下的新形势、新要求，构建符合时代要求的政策体系，建立健全相关法律法规，制定健康产业发展标准，规范市场秩序，加大政策扶持力度，助推健康产业科学快速发展；充分发挥区域优势，因地制宜地选择健康产业不同行业布局，强化产业内生动力，为构建主动健康服务体系提供强大的原动力。

二、建立创新型主动健康服务模式

（一）推动医联体建设

医联体作为我国分级诊疗体系建设的主要组织形式，是推进健康中国建设的重要内容，更是构建主动健康服务体系的有效途径。医联体由不同级别、类别的医疗机构纵向或横向整合医疗资源，可以充分发挥优质医院、优势专科的辐射带动作用，提高成员单位的诊疗效率、管理水平及服务能力，可为人民群众提供全方位、全周期的多样化、多层次、个性化的医疗健康服务，推动主动健康服务的高质量发展。

（二）优化医养结合服务体系

构建主动健康服务体系，需使社会资源利用最大化。医养结合服务体系将医疗资源与养老资源相结合，集医疗、康复、养生、养老于一体。随着我国社会老龄化程度的逐渐加深，老年人群对于医疗和养老服务的需求也不断增加。医养结合充分响应了这一诉求，通过整合医疗卫生资源，建立医养结合的管理流程和管理机制，制定医保管理规范和药品供应规范以服务老年人群。部分医养结合机构还存在因医疗服务供给体系不完善、资源配置不足而导致的发展不均衡或发展缓慢的问题，在一定程度上制约了医养结合服务体系的进一步发展。

要解决这一问题，需要融合主动健康服务体系的管理模式，使更多医疗资源及服务向养老机构倾斜，以期能够为老年人群提供连续性的养老服务，提高护理服务质量，改善老年人群养老质量与生活体验，节约医疗资源，减少医保负担等。

（三）建设智慧医疗服务体系

智慧医疗是指在传统医疗的基础上，融入 AI、物联网等新技术，实现医疗机构、医疗设备、医务人员等多角色的信息互通，进一步满足人民对健康生活的全方位需求。随着各医疗机构信息化建设的不断深入，通过以患者为中心设计服务流程，大力引进 AI、物联网、云计算等信息技术结合医学的跨专业复合型人才等举措，实现医院内部信息系统与线上信息平台无缝对接，扩大医疗服务的广度与深度，促进医疗救治与医疗管理工作的开展，最终构建起以人民健康为中心的主动健康服务体系。

（四）强化家庭医生队伍建设

构建面向全人群的主动健康服务体系，意味着医疗资源要主动下沉，以家庭或个人为单位开展医疗健康服务。然而，各级医疗机构由于运营模式等原因，无法满足这一需求。家庭医生签约服务具有以居民健康为中心、以家庭为单位、以社区为范围的特点，是助推主动健康服务体系建设、促进实现为居民提供全方位、全周期健康服务目标的重要抓手。家庭医生签约服务被赋予了基本医疗服务和公共卫生服务的部分职能，有助于促进优势医疗资源下沉。

推进家庭医生签约服务高质量发展，在以家庭医生人才队伍高质量发展为抓手与支撑的同时，也为家庭医生人才队伍提供了广阔舞台和用武之地，两者相辅相成、相得益彰。从这个意义上来说，推进家庭医生人才队伍高质量发展，需要以推进家庭医生签约服务高质量发展为依托，提供多方面、全过程的支持与保障。

（五）建立社区健康管理体系

构建主动健康服务体系，要求医疗服务惠及全人群。从目前我国人口基数及人均医疗资源占有量来看，势必需要较低的成本投入、较好的效益产出才能实现这一目标。社区健康管理体系以社区健康管理机构为核心，是集预防、调理、康复、保健和其他社区服务为一体的慢性病健康管理系统，以期通过相对较低的成本投入，取得更好的社会健康和经济效益。

我国社会的老龄化程度在逐渐加深。面对急剧上升的慢性病患病率和随之加重的疾病负担，积极探索并实践慢性病社区健康管理模式具有重要的现实意义。我国的健康管理尚处于初期探索阶段，尤其是对社区健康管理模式的理论认知仍然滞后，实践能力和效果欠佳。社区健康管理负责对社区居民的健康信息，尤其是健康状况和慢性病健康危险因素进行全面收集、监测、分析与评估，并在此基础上为社区居民提供慢性病相关的健康指导与干预。

三、搭建主动健康信息共享平台

随着主动健康服务体系构建的不断深入、服务受众的不断增加，基于互联网搭建信息共享平台势在必行。各医疗机构应以全民健康、节约资金、便捷医疗为目标，通过建立适合自身的医疗信息系统并不断扩大应用范围，提高数据管理与信息共享程度。建立主动健康信息共享平台不仅是医疗单位提高服务水平的需求，也是全民健康和政府医疗改革的需求。通过建立区域医疗信息一体化，可为患者提供全面的医疗服务，减少医疗费用；同时，医疗事业单位通过信息共享可节约成本，建立更高级的医疗应用，最终建立合理的医疗体系与管理体系，从而提高公共卫生管理水平，提升科技应用和社会服务能力。

四、建立主动健康创新激励机制

医护人员是医疗健康服务的主要供给端，也是主动健康服务体系具体实施的主力军。对医护人员的有效管理和激励能够保障医疗、护理、医技系统的高效率运转，提升管理效率，从而增加医疗机构的经济效益和社会效益。对于医疗机构来说，要更好地构建主动健康服务体系，在市场竞争中占据优势，重视人才是必由之路。

首先，要确定人才激励的重点和方向，用好机构自身的招牌和公信力，结合当地的各项福利政策和优惠政策吸引并培养人才；其次，需要进一步完善医务人员的薪酬福利待遇和制度，同时针对绩效考核办法中的问题进行改革，真正建立起面向岗位的激励策略，综合运用好薪酬激励、培训激励、岗位激励和情感激励等多种激励手段，建立一套完整的与医务人员岗位性质和特征相符合的人才激励机制，从而进一步吸引人才、留住人才、培养人才。

第五节　广西主动健康服务体系的建设基础

主动健康服务体系的建设离不开相关政策的保障及软、硬件基础资源配置。医院是提供主动健康服务的多元主体之一，在满足人民群众多层次、多样化医疗健康服务需求，全方位、全周期保障人民健康中发挥关键作用。

一、政策基础

党的二十大报告指出，"把保障人民健康放在优先发展的战略位置，完善人民健康促进政策"。这就要求我们从健康影响因素的广泛性出发，关注生命全周期、健康全过程，将维护人民健康的范畴从疾病防治拓展到影响健康的各个领域，将健康理念融入各项政策，实现人民健康与经济社会协调发展。以"预防为主""主动干预""广泛参与""自我管理"等为特征的主动健康逐渐受到社会和学界的关注，探索和构建主动健康服务体系刻不容缓。

"健康丝绸之路"建设暨 2023 主动健康院士交流大会于 2023 年 5 月 26 日在广西南宁市开幕。会上，众多专家围绕广西主动健康服务体系的构建展开深入研究与探讨，以科技赋能切实推动"以人民健康为中心"的主动健康研究成果落地应用，为广西医学科技创新发展作出积极贡献。

二、平台基础

广西壮族自治区人民医院 2021 年 5 月正式获批增挂广西医学科学院牌子。广西医学科学院是政府设立的广西医学科学研究领域的高水平研究机构，是自治区层面立足广西、面向西南、辐射东盟的区域临床医学与公共卫生科技创新、成果转化、产业发展和决策咨询服务的重要研究基地，设置有综合管理部、战略发展部、科研合作部、技术支撑部等四个职能部门，以及健康管理研究所、医院管理与医防协同创新研究所、心血管疾病医学研究所、消化疾病医学研究所、眼科疾病医学研究所、传染病与急危重症救治研究所、肿瘤研究所、微创技术与应用研究所、脑与精神疾病研究所等九大研究所，能够为健康管理研究提供医疗技术、智能信息技术、科学研究技术等支持。

（一）"3+1+2"主动健康信息平台持续完善

根据医院主动健康管理业务需要，在"3+1+2"主动健康信息平台中构建主动健康数据中心，对人员信息、居民实时健康数据、健康科普资料等主动健康管理业务相关数据资产进行梳理、整合，形成统一规范的主动健康元数据，以优化数据结构，为主动健康管理业务提供更好的数据支撑。

（二）"3+1+2"主动健康信息平台使用范围扩大

截至 2023 年 12 月，多学科健康管理平台已在健康管理中心、耳鼻咽喉头颈科、消化内科、妇科等 45 个专科进行使用，包括医生团队 92 个，入组管理 72 万人次，开展多学科诊疗（MDT）视频会诊 54 次，AI 咨询回复管理 1360 万人次，AI 健康宣教管理 66 万人次。医院与华为技术有限公司合作，加快推进主动健康可穿戴设备建设，已接入主动健康可穿戴设备 685 套，采集实时健康数据 1580 万条，有效支撑主动健康管理业务的顺利开展。截至 2023 年 12 月，主动健康管理平台完成近 700 万就诊用户的数据梳理与筛查，可同时实现对接专病患者 100 万人、主动健康服务群体 4 万余人，并实现近 1500 万条个人健康监测数据的对接与分析，为初步构建主动健康服务体系及数据标准奠定基础。

（三）多学科健康管理平台应用深入推进

广西壮族自治区人民医院开展健康评估已有多年，有丰富的健康评估研究工作经验、扎实的研究基础和较显著的工作成绩。目前，我国多数医院的健康管理服务还停留在传统体检服务层面，未形成对健康对象检前、检中、检后全方位、全周期的管理，且当前健康管理信息化平台的构建体系仍不成熟，缺乏全自动化管理功能，无法支撑数量庞大的健康管理服务。广西壮族自治区人民医院健康管理中心以多学科协作健康管理门诊为试点，在完成全院健康管理师、营养师、心理咨询师信息收集，组建健康管理人才库，制订健康管理师工作流程、岗位职责等前期准备的同时，在医院信息网络管理中心的技术支撑下，依托医院微信公众号中的健康管理平台及体检报告、门诊电子病历、住院记录、检查检验结果等健康大数据，建立起覆盖全人群、全方位、全生命周期的多学科健康管理平台，为广大人民群众提供个性化的在线咨询、健康指标监测、危险数据预警、复诊预约、MDT 会诊、随访管理、健康科普推送等健康管理服务，实现健康体检、临床业务等的深度融合，具有较好的技术支撑和资源基础。自 2018 年起，医院率先在广西开展多学科协作健康管理的探索与实践，已成立 19 个健康管理门诊，可以为人民群众提供全方位的健康管理。多学科健康管理平台暨管理办公室揭牌运营至 2023 年 12 月，已建立病种标签 26862 条，纳入管理 733579 人次，完成服务 195401 人次，执行随访计划 225911 人次，初步实现 AI 技术融入精准健康管理。

（四）进一步提升信息化平台对健康管理服务的评估质量

2023 年 3 月，广西壮族自治区人民医院与华为技术有限公司签署合作协议，双方将在主动健康管理体系建设、数字化医院建设等方面开展深度合作，充分发挥各自领域的设备、资金、人才等优势，汇聚 5G、大数据和数字平台等先进的信息技术，共同携手打造医疗行业主动健康管理标杆。医院持续完善"3+1+2"主动健康信息平台。截至 2023 年 6 月 30 日，"3+1+2"主动健康信息平台数据资产总量达到 52.1 亿元；医院内科楼 15 楼党建活动室"3+1+2"主动健康大数据数字大屏建成并投入使用。该平台已在南宁市公安局、广西出入境边防检查总站投入使用。

三、人员基础

2019 年，广西壮族自治区人民医院通过广西人力资源和社会保障厅"广西多学科协作健康管理人才小高地"项目，培养主动健康 MDT 健康管理团队和健康管理师。健康管理师能运用医学、营养学、心理学、运动医学等基础知识，针对健康、亚健康及慢性病老年人群的健康危险因素和慢性病康复进行监测、分析、评估、预测、预防和维护，充分发挥提高健康维护与健康促进的作用。

医院采取多种措施加强多学科协作健康管理人才培养培训，选派了近百名多学科协作健康管理人才外出参加学术会议、进修学习、交流培训。医院还注重在区内外积极推广多学科协作健康管理模式，并与区内外多家各级医疗机构及健康管理联合体成员单位交流指导开展多学科健康管理相关工作，以提高行业学术水平，扩大社会影响力。

医院依托现有的资源基础和条件优势努力推进主动健康服务体系建设，利用"3+1+2"主动健康信息平台创建主动健康 AI 应用场景，通过技术的集成创新应用，制定主动健康技术的标准和规范，运用信息技术促进优质医疗卫生资源的普及与共享；发挥主动健康技术在促进健康生活方式、打造健康生产生活环境、构建整合型医疗卫生服务体系上的支撑作用，提升医院的健康治理效能；不断加强人才队伍培养，提升科研能力，使得医院具备了人力资源优势和良好的软、硬件设施。

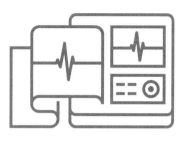

第一章

主动健康服务政策体系

第一节　主动健康服务政策体系概述

一、主动健康服务政策体系构成要素

解决国民健康保障的根本方案是主动出击而非被动防守。通过降低疾病发生率、提高治疗效果及降低治疗成本，实现国民不生病、少生病和低成本治病的目标。

主动健康服务政策体系旨在提供全面、个性化和可持续的健康服务，以促进人们的健康管理和健康行为改变。

在主动健康服务政策体系的构成要素上，医护人员作为主动健康服务的提供者，需具备专业能力和服务能力；卫生部门、医疗部门等作为主动健康服务政策的实施机构，要实时关注政策制定过程及其职能分工；广大公众作为主动健康服务的受益人群，需关注其健康需求；健康宣传、健康教育、健康评估、健康咨询等主动健康服务内容，需关注服务的提供方式、内容的有效性及可行性；健康行为激励机制、个体化健康管理计划、社区健康服务网络建设等主动健康服务的具体策略和措施，需关注其实施效果、可持续性。

主动健康服务政策体系更具综合性、整合性、客户导向性、知识驱动性、持续性、参与性和创新性，覆盖范围更广，资源配置更加专业和科学化。

二、主动健康服务政策体系的核心内容

（一）体医融合

医疗手段是被动治疗，主动预防才是最佳方式。运动是医学的重要诊疗手段之一。有学者认为体育在临床医学、老年病学和康复医学占据了重要地位，加强

体育锻炼可以显著降低某些慢性病的发病率，对于已经患病的人群，也有很好的控制疾病进展的作用。因此，运动科学被认为是主动健康的重要组成部分。《"健康中国2030"规划纲要》中提倡发布体育健身活动指南，建立完善针对不同人群、不同环境、不同身体状况的运动处方库，推动形成体医融合的疾病管理与健康服务模式，发挥全民科学健身在健康促进、慢性病预防和康复等方面的积极作用。

体育和医学从业者对"运动促进健康"的相关技术及方法缺乏统一认识与理论基础，对体育学与医学的深度融合产生了一定影响，应通过全面深入地认识运动，整合体育学和医学形成体育医学理论，进而促进体育行业与医疗卫生行业在技术、资源和话语权三个方面的融合，以确保健康促进运动的安全性、有效性和可持续性。

（二）医防融合

医防融合符合成本效益原则，有助于形成健康服务的最优方案。早在2003年"非典"疫情之后的几年，有关学者就提出了"医防结合"的概念，主要关注医防人才的培养。如今，医防融合更加凸显了医疗与公共卫生之间的紧密关联，强调将医疗服务和公共卫生服务相互渗透，融为一体，使它们在健康服务的整个过程中紧密衔接并协同作用。通过医防融合，可以更高效地配置资源，提高服务质量，降低医疗成本。例如，在疫情防控中，医疗机构和公共卫生部门可以共同制定防控策略，以快速响应和处理突发事件；同时，医疗服务的提供者和公共卫生机构可以共享数据和信息，进行疫情监测和预警，并及时采取有效措施。

此外，医防融合有助于推动健康教育和疾病预防工作，提高群众的健康素养和自我保护意识。通过综合的健康管理和干预手段，可以实现早期预防、早期干预，提升疾病的预防和控制效果；通过队伍融合、工作融合、信息融合、考核及分配融合等各方面的融合，由原来的"重医轻防"转变为"公共卫生和医疗并重"，充分实现"医防融合"，为维护人民健康提供有力保障。

总之，医防融合在构建大卫生、大健康体系中具有重要意义，在主动健康服务中也发挥着重要作用。通过医防融合，可以为人群提供更全面、综合的健康服务，促进个体和社区的主动健康管理。

（三）医养结合

医养结合旨在为人们提供全面的医疗、健康和养老服务，提高健康管理的效果和扩大覆盖范围。通过与医院、诊所等医疗机构建立紧密合作关系，主动健康服务可以获得专业的医疗资源和技术支持。此外，通过与养老机构、社区养老服务中心等建立合作关系，可为老年人群提供个性化、定制化的健康管理和养老服务。

（四）医康结合

通过持续加强多部门的合作，优化服务衔接，依托各级各类康复医疗机构，开展多形式的康复服务，可以促进医疗和康复的融合，提高康复服务的质量和效果，为患者提供更加全面、连续的、个性化的康复护理。

（1）加强多部门合作。康复服务需要卫生健康、民政局、医疗保险等多个部门的配合与支持。各部门之间应建立有效的沟通机制，形成合力，共同推动康复服务的发展。通过信息共享、资源共享和工作协调，实现康复服务的全面覆盖和整合。

（2）优化服务衔接。从医疗机构到康复机构的转诊过程中，需要建立顺畅的信息沟通和转诊机制，确保患者能够顺利接受连续、协同的医疗和康复服务。通过建立统一的患者信息管理系统，实现医疗记录共享，可以提高医疗服务和康复服务的质量与效率；同时，加强康复医疗机构与社区康复服务机构的衔接，将康复服务延伸到社区，方便患者在居住地就近获得康复服务。

（3）依托各级各类康复医疗机构。康复医院、中医医院康复科等专业机构具备专业的医护团队和设施设备，可以提供高质量的康复服务。基层医疗机构可以依托这些专业机构，借助其专业技术和经验，提高自身康复服务水平。通过建立康复医疗机构间的合作关系，促进资源共享、人才培养和技术交流。

（4）开展多形式的康复服务。康复服务不仅包括传统的物理治疗、职业治疗和言语治疗，还可以引入中医康复、心理康复、运动康复等多种形式的康复服务。通过提供多样化的康复方案，更好地满足患者个体化的康复需求，提高康复效果。

第二节　主动健康服务政策体系顶层设计

一、组建专家团队，构建主动健康服务相关评价指标

为全面评估和监测主动健康服务体系的有效性和质量，组建专家团队，根据德尔菲法等，共同构建相关的评价指标。专家团队将包括医疗、公共卫生、健康管理等多个领域的专业人士，可提供深度的专业知识和经验。评价指标的构建基于对主动健康服务体系的全面理解和分析，涵盖各个环节和关键要素，将以下几个方面纳入考虑：健康信息技术的应用，包括电子健康档案的完整性和可用性、移动健康应用的功能和用户体验；健康宣教和健康促进措施的实施情况，包括宣传活动的覆盖范围和效果评估；健康干预和管理的效果，包括慢性病管理的结果和长期健康改善的评估；定期的健康检查和筛查的开展情况，包括人群覆盖率和早期发现率；等等。

专家团队将根据各指标的重要性与可行性进行评估和选择，制订相应的评价体系，并通过定期的数据收集和分析，全面了解主动健康服务体系的运行情况，及时发现问题和提出改进方向。

组建专家团队、构建相关评价指标是确保主动健康服务体系可持续发展和持续改进的重要步骤。专家的集智和专业知识，将为主动健康服务体系的评价提供科学依据，为政府和决策者提供决策支持，进一步提升主动健康服务的质量和效果。

二、加强健康教育，宣传推广主动健康理念

中国健康管理事业发展至今经历健康管理奠基、健康管理理论初步形成、健康管理深化和发展、健康管理腾飞四个阶段，已有了多方位、多业态的发展。

健康教育可以提高公众的健康意识和健康素养，引导人们形成积极的健康行为和生活方式。这不仅有助于预防疾病，减少健康风险，提升居民的健康管理素养，还可以提升整个社会的健康水平。提升健康管理素养是提高全民健康水平最根本、最经济、最有效的措施。

健康教育不仅仅是传递知识，更重要的是改变人们的行为和思维方式。向公

众普及健康知识，解释健康风险和慢性病的影响，使人们意识到自身的健康责任和影响力，从而在日常生活中采取积极的健康行动。比如，合理膳食、适度运动、规律作息等，这些健康行为的形成将有效降低疾病的发生，提升社会整体的健康水平。

健康教育还可以帮助人们了解如何获取并利用健康服务。通过向公众介绍可靠的健康信息渠道和资源，人们可以更好地了解自身的健康需求，并积极参与主动健康管理和健康促进活动。例如，通过在线健康咨询、健康监测设备的应用，人们可以更加方便地监测自身健康状况和获取健康指导，从而积极管理自身健康。

此外，加强健康教育对于整个社会的健康文化和健康环境的形成也具有重要意义。通过倡导主动健康理念，促使人们形成共同关注健康的社会氛围，可有效推动社会各界共同参与健康事业，形成合力，共同建设健康中国。

三、建立主动健康政策框架，引导促进主动健康发展

政策体系的建立，是实现主动健康发展目标的前提。政策框架应从宏观、微观角度进行设定，包括政府、企业、机构和个人等各方的参与，以确保每个人都能够参与主动管理自己的健康，作为自己健康的第一责任人。

政府在制定主动健康政策时必须考虑到整体的公共利益和社会效益，可以通过投资建设健康教育平台和基础设施，提供健康宣传和教育资源，引导公众了解健康知识，并为公众提供便捷的健康服务。此外，政府在加强对健康产业的支持和监管的同时，应鼓励创新技术和健康产业的发展，为主动健康管理提供良好的环境和条件。企业和机构也应积极参与主动健康发展。企业可以为员工提供健康保障、定期体检和健康指导等服务，营造良好的工作环境和健康文化；机构可以发挥科研和教育的作用，提供专业的健康管理和咨询服务，推动主动健康管理的普及和提升。个人在主动健康发展中扮演着至关重要的角色。每个人都应具备健康知识，树立正确的健康观念，采取科学的生活方式，积极参与健康管理活动，包括定期进行健康检查、积极锻炼、合理饮食、良好的心理调适等。只有通过个人的努力和参与，才能真正实现主动健康的发展目标，并提升社会整体的健康水平。

四、优化主动健康服务模式，促进全面健康发展格局

随着人们对健康的需求不断增长，传统的医疗模式已经不能满足人们日益多样化的健康管理需求。因此，亟须通过创新和改进，推动以预防为主导的健康观念，构建一个更加全面、高效的主动健康服务模式。传统医疗模式主要侧重于治疗疾病，而主动健康服务模式更注重预防工作。通过开展健康教育、普及健康知识，引导人们养成良好的生活习惯和健康行为，从而降低患病风险；借助科技手段提供个性化的健康管理服务，利用 AI、大数据和云计算等先进技术，实现对个人健康数据的实时监测和分析，为每个人量身定制健康管理方案；加强健康资源的整合与共享，通过建立跨部门、跨领域的合作机制，将医疗机构、社区服务中心、健身场所等各类健康资源进行有效整合和利用，提供全方位、一体化的主动健康服务。例如，医疗机构可以与社区合作，开展健康宣传活动；健身场所可以与医生合作，提供定制的运动指导；等等。

第三节　主动健康服务体系政策保障

一、主动健康服务体系政策实施现状

2015 年 10 月，党的十八届五中全会明确提出推进健康中国建设任务。此后，中共中央、国务院于 2016 年发布了《"健康中国 2030"规划纲要》，提出"把健康融入所有政策，加快转变健康领域发展方式，全方位、全周期维护和保障人民健康，大幅提高健康水平，显著改善健康公平，为实现'两个一百年'奋斗目标和中华民族伟大复兴的中国梦提供坚实健康基础"。2017 年 5 月 16 日，围绕健康中国建设需求，结合"十三五"国家科技创新规划，《"十三五"卫生与健康科技创新专项规划》提出"加快主动健康关键技术突破和健康管理服务研究"。2017 年 5 月 26 日，《"十三五"健康产业科技创新专项规划》提出要"以主动健康为方向，积极开展个人健康状况的监测、评价、预警和干预的研究，提供连续性疾病和健康管理服务，将医疗健康服务延伸到个人、家庭和社区"。2019 年 6 月 24 日，《国务院关于实施健康中国行动的意见》明确指出应"加快

推动从以治病为中心转变为以人民健康为中心"，动员全社会的力量以落实"预防为主"的方针，切实提高国民健康水平。

上述政策的发布与实施，初步形成了中国特色的健康促进政策体系。自相关健康政策实施以来，我国在健康领域取得了重大成就，如全民医疗保障制度基本建成、药品供应保障体系逐步健全、重点人群健康服务得到加强、全民健康生活逐渐普及和人民健康水平稳步提高等。

二、主动健康服务体系政策建设存在的不足

目前，我国在推行主动健康的过程中，仍存在一些不足。

（一）主动健康管理体系不健全

虽然我国已设立的医疗、保险、教育、环卫和体育等部门均承担了部分促进居民健康的相关工作，但是这些部门彼此独立，在涉及主动健康的相关工作上无明确的分工，甚至存在部分工作内容的重叠，导致各主体对主动健康相关工作重视程度低、执行力度差，进而出现了各主体间工作责任推卸、政策执行效率低、资源分配不平衡等问题。因此，必须成立专门的主动健康管理机构，负责各主体间的关联协调、工作布置和资源分配等工作。

（二）主动健康资源相对缺乏

各责任主体对主动健康重视程度较低、主体间健康责任不明确，分配到主动健康相关项目的人力和财力较少，导致主动健康难以取得成效。如学校聘任的健康相关课程的教师（体育老师、健康教育老师和心理老师等）较少，导致学生获得健康教育及健康咨询的机会减少；社区体育公共服务配置不足，导致居民缺乏体育锻炼；宣传机构对健康相关知识宣传较少，导致居民健康素养不足；等等。此外，健康相关资源分布不均也是主动健康资源缺乏的重要原因之一，如我国东南部卫生资源的数量明显高于北部、中西部地区。

（三）政府监管力度不足

政府对医疗卫生机构的监管力度关系着医疗服务质量。实践中，政府对医疗卫生机构监管缺位或越位的现象时有发生，主要表现为政府对医院领导监管不到

位，为药品采购等领域滋生腐败埋下了隐患；对公立医院实行多头行政管制，但在运营上，公立医院又处于高度市场化的状态，以致出现市场、政府"双失灵"的现象；对基层医疗机构实行完全的行政管制，严格控制基层用药范围等，导致患者和优质医疗资源"双流失"现象；对社会医疗资源约束过多，导致医疗服务供给不足；对社会办医市场缺乏监管，影响医疗服务体系整体效率。

（四）缺乏有效的监督与评估机制

当前的主动健康政策建设在监督和评估方面还较为薄弱，缺乏相关机构对主动健康服务提供者的监督，导致出现一些服务质量低下或不当行为的情况。同时，缺乏对主动健康服务效果和成效进行全面评估的机制，难以及时发现问题并加以改进。主动健康服务涉及多个部门和机构，需要跨部门、机构的协作与合作。然而，在现行政策建设过程中，不同部门、机构之间的协调机制不够健全，信息共享和资源整合存在困难，导致主动健康服务的综合性和协同性有所欠缺。

第四节 主动健康交叉融汇政策研究

一、主动健康视角下的体医融合建设

体育和医疗是全民健康的重要支撑。加强体育锻炼可以显著降低某些慢性病的发病率，对于已经患病的人群，也有很好的控制疾病进展的作用，因此，运动科学被认为是主动健康的重要组成部分。《"健康中国 2030"规划纲要》与《中国防治慢性病中长期规划（2017—2025 年）》提出，要注重体医融合在促进健康及非医疗健康干预方面的重要作用，将体医融合服务作为慢性病防治及全民健康促进的重要途径。《全民健身计划（2021—2025 年）》提出，要在社区医疗卫生机构中设置科学健身门诊部门，推动基层体卫融合服务机构广泛覆盖。

随着健康中国建设的深入开展，我国体医融合建设在部门协作、服务试点、社区实践等方面取得显著成效，全民健身与全民健康融合愈加紧密。

"十四五"时期是我国体育事业发展的重要战略机遇期，体医融合发展面临机遇：相关政策愈趋丰富；运动健康配套产业飞速发展；现代信息科技支撑持

续增强；基层公共服务能力显著提升。同时，也存在诸多挑战：监管运行机制不畅；多元主体协同不强；资源配置效率偏低；区域供需结构失衡，服务建设标准滞后。

体医融合是坚持以人民为中心、大步迈向社会主义现代化体育强国目标的一项长期而艰巨的任务。新时期如何把握时代机遇，实现体医融合高质量发展、满足人民群众对运动健康的美好需要，是现今亟须探索的重要课题。

二、主动健康视角下的疾病管理模式

慢性病与患者日常生活习惯、运动行为、健康行为等存在密切关系。患者可通过改变自身行为、生活方式以控制疾病发展，从而提升生活质量。《"健康中国2030"规划纲要》提出"实施慢性病综合防控战略""到2030年，实现全人群、全生命周期的慢性病健康管理"。将主动健康理念融入社区慢性病管理，是加快实施健康中国行动的重要举措。

构建基于主动健康的慢性病管理模式，需要政府主导、医院和社区共建共享、家庭和个人积极参与，通过建立支持性的健康维护环境，引导积极的生活方式，使居民由"被动健康"到"主动健康"，从而获得保持健康和预防疾病的能力。

1. 政府主导

凝聚共识，正视慢性病对人类健康的严重危害性；把健康管理融入相关政策，统筹兼顾；建立和完善各部门协同机制，完善卫生信息系统建设，加大对社区的资源投入；建立和健全健康促进体系，营造主动健康的社会氛围，引导医院、社区、家庭和个人积极参与主动健康。

2. 医院和社区共建共享

医院可发挥资源优势，借助现代信息技术建立健康信息平台，整合健康资源，增强人们获取健康信息的便利性和可靠性。此外，医院可为社区医生提供便捷的进修和继续医学教育渠道，以提高社区医生的服务质量和能力。社区应该鼓励家庭医生团队成员的多样化和专业化，提高家庭医生服务签约率，在分级诊疗的基础上完善转诊制度，多举措并行。

3. 家庭和个人积极参与

家庭是个体健康的支撑，家庭的主动健康建设包括以下几个方面：一是家庭成员之间相互支持和相互督促，父母保持和谐稳定的婚姻关系；二是关注家庭中的特殊人群，如老年人、孕妇和婴幼儿；三是积极参与社区慢性病管理，获取健康知识和信息，并成为家庭健康生活方式的选择者、家庭保健知识的传播者和家庭健康责任的承担者。作为家庭成员的个体，在日常生活中要对自身健康负责，例如保持合理膳食、均衡营养、适量运动、戒烟限酒、调节情绪等，成为主动健康的践行者。

三、主动健康视角下的区域医疗协同服务管理模式

我国东部地区与中西部地区的贫富差异显著，医疗卫生资源分布不均、中西部地区卫生服务供给不足的问题依旧突出。在此背景下，国家出台了《关于推进紧密型县域医疗卫生共同体建设的通知》《关于印发医疗联合体管理办法（试行）的通知》，开展紧密型县域医疗卫生共同体建设试点方案，推进分级诊疗制度建设，构建优质高效的医疗卫生服务体系。在中西部地区实行主动健康型医疗卫生服务区域协同服务模式，可促使高质量卫生资源向脱贫地区转移，推动中西部脱贫地区医疗卫生服务供给侧结构性改革，有效解决脱贫地区医疗卫生资源不足的问题并促进当地医疗资源优质高效发展。此外，"以人民健康为中心"的医疗卫生服务供给模式，可为脱贫地区人民提供全方位、全生命周期的健康服务，最大力度保障居民健康权利，巩固拓展脱贫攻坚成果。针对主动健康区域医疗协同服务管理模式，国内学者通过实地调研、文献复习与专家论证，根据主动健康型医疗卫生服务的工作形式、工作内容、工作流程及相关要求，制定了中西部脱贫地区主动健康型医疗卫生服务区域协同模式服务管理规范，包括基础管理、诊前管理、诊中管理与诊后管理等方面内容，为巩固拓展脱贫攻坚成果并同乡村振兴有效衔接提供了示范。

四、主动健康视角下的公共卫生体系建设

2020 年 6 月 2 日，习近平总书记在专家学者座谈会上发表了题为《构建起强大的公共卫生体系　为维护人民健康提供有力保障》的重要讲话，提出要改革完善疾病预防控制体系、加强监测预警和应急反应能力、健全重大疫情救治体系、发挥中医药在重大疫病防治中的作用等，为我国公共卫生体系建设指明了方向。目前，公共卫生服务体系建设正朝着主动健康的方向全面而深入地稳步推进，在主动健康框架下，公共卫生体系已经发生了深刻的变化，但仍存在公共卫

生体系制度与管理矛盾突出、公共卫生体系人才队伍建设缺口大、公共卫生体系协调联动机制尚不健全、公共卫生与医疗系统信息互通不畅等问题。为加强主动健康视角下的公共卫生体系建设，需要卫生行政部门、疾控机构、公立医院等多方主体在主动健康理念指引下，贯彻预防为主的卫生与健康方针，从机制创新、人才队伍建设、基层医疗卫生机构建设、协调联动机制建立等方面入手，建立现代化的公共卫生体系。

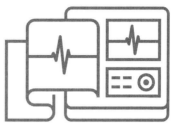

第三章

主动健康服务组织体系

第一节　主动健康服务组织体系概述

一、主动健康服务组织体系的概念及构建意义

（一）主动健康服务组织体系概念界定

1. 主动健康服务组织概念

主动健康服务组织是指向患者或居民提供主动健康服务的社会实体。

2. 主动健康服务组织体系概念

主动健康服务组织体系是指向患者或居民提供主动健康服务的组织类型及不同组织所构成的具有相互联系的网络系统。主动健康服务组织体系是在政府主导下，由非政府组织积极参与，通过国家的财政投入、政策制定、新一代信息技术的运用等措施，为居民提供全生命周期的危险因素控制、行为干预、疾病管理等服务所构成的相互协调统一、互相配合的一体多元的服务网络系统。

（二）主动健康服务组织体系构建意义

构建主动健康服务组织体系是建设主动健康服务体系的基础。构建主动健康服务组织体系对于促进主动健康新模式的发展，提高人民群众的健康水平具有重要意义。

1. 主动健康服务组织体系是回应、解决主动健康服务问题的基础

主动健康服务组织体系是落实主动健康服务目标，承担预防保健、疾病管理与防治功能和提供服务的主干。主动健康服务工作的开展需遵循大健康、大卫生理念，需由政府主导，由相关部门、医疗机构、社会组织等共同负责、协作联动。组织体系覆盖的部门（机构）类别数越多，表明其覆盖纵向各层级、政府、

相关部门、专业机构及其他组织的范围越大，意味着落实特定问题预防与控制任务有基本的着力点。

2. 构建主动健康服务组织体系能够有效发挥多主体的协同作用

主动健康服务的提供不仅需要卫生健康行政主管部门、医疗机构、医疗保险和医药系统等主体的参与，还需要其他主体相互协同配合，形成组织有序、行动高效的服务组织协同体系，充分发挥"1+1>2"的主动健康服务综合协同效应。因此，坚持政府主导，建立市场、社会和公众等共同参与的多主体协同服务组织体系至关重要。

3. 主动健康服务组织体系是完善主动健康服务体系的需要

主动健康这一新模式提出的时间还比较短，服务组织体系还不健全，存在许多矛盾和问题，例如提供主动健康服务的组织数量少、规模小；服务组织机构分布不均衡，服务组织服务能力较低；等等。为了促进主动健康服务的发展，构建全人群、全过程、全生命周期的主动健康服务组织体系是完善我国主动健康服务体系的需要。

4. 构建主动健康服务组织体系有利于提高群众健康水平

一个完整而又有效的主动健康服务组织体系，必然是包含了点、线、面的三维立体结构。完善的组织体系应由政府主导，相关部门、医疗机构、社会组织等各尽其责，通过协作联动，综合运用法律法规、体系保障、管理机制、资源配置、技术支撑等措施，为个体、人群全生命周期提供健康的危险因素控制、行为干预、疾病管理等主动健康相关服务，从而实现全生命周期发展的、科学有效的预防与监测。根据卫生系统宏观模型，一个国家的卫生体系建设是否完善直接影响到公众的健康目标是否落到实处，组织体系的完善程度会影响卫生体系运转并决定最终健康结果的改变。因此，主动健康服务组织体系的建构与完善有利于提高人民群众的生命质量和健康水平。

二、主动健康服务组织体系主体构成、功能和内容

（一）主动健康服务组织体系主体构成

从直接提供主动健康服务的角度可以将主动健康服务组织体系所涉及的组织对象分为提供方、接受方和第三方。提供方主要指医疗卫生服务机构，包括公立

医疗机构、私立医疗机构，以及疾病防控机构和妇幼保健机构等；接受方主要指居民或患者；第三方指健康管理机构及第三方检查检验机构（图3-1）。

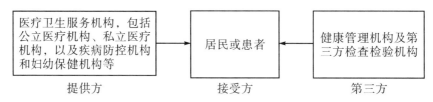

图3-1　主动健康服务组织体系主体构成

从宏观角度来看，主动健康服务组织体系是服务的组织类型和组织之间所构成的网络系统，包含了政府行政组织、医疗相关卫生组织及社会组织等。

（二）主动健康服务组织体系主体功能

1.政府

（1）组织与规划。

政府的引导和规划是开展主动健康服务的重要基础与前提。一方面，政府应加强引导，在产业政策鼓励、加大医疗预防保健投入、深化医疗保险体制改革、加强人才培养规划等方面给予主动健康产业更多更大的支持；另一方面，政府要加强和落实整体的主动健康规划，把主动健康的发展纳入健康规划，促进主动健康的实施和发展。

（2）制定和执行政策法规。

加强主动健康事业的立法，是主动健康事业得以顺利实施与健康发展的依据和保证。要从法律上统一规范主动健康实施组织的性质、组织形式和具体的运作程序，统一规范其职能和管理等，同时明确政府的职能和监督方式、范围及力度。

（3）监督管理。

严格的监督管理机制包括政府监管机制和外部监督机制。政府监管除立法监督，还应建立主动健康服务的行业标准，规范主动健康服务的市场竞争。例如，政府可组织制定主动健康服务标准，使主动健康服务的质量更容易被监督；建立科学的主动健康服务质量评价体系，使健康管理机构的服务质量评价更客观，服务的成本效率更易判断。

（4）营造社会氛围。

主动健康事业的发展，除了要有完善的法律制度保障，更重要的是公众对主动健康理念的心理认同。各级政府部门和卫生工作者要提高认识，转变服务思想，始终把增进健康放在一切卫生工作目标的优先位置，通过提供优质的主动健康服务，提高公众对主动健康的认知度和接受度。在增强主动健康服务组织健康投资观念的同时，引导大众媒体发挥积极的宣传作用，传播主动健康文化，调动社会各界参与主动健康的积极性，营造人人参与主动健康的文化氛围，为主动健康事业健康发展提供持久动力。

2. 医疗机构

医疗机构是指主动健康服务的提供方，包括公立医疗机构、私立医疗机构，以及疾病防控机构和妇幼保健机构等，是主动健康服务组织体系的关键组成部分。医疗机构具有专门的技术和专业人员，是从事主动健康服务的主要组织。

目前，真正从事主动健康服务的医疗机构为数很少，只有少数的三级医疗机构有意识地开展主动健康服务与研究。原因在于主动健康是新提出的医疗服务模式，服务的发展还不成熟，政策制度等也还缺乏，许多医疗机构对主动健康的概念还不清晰。因此，应深入研究医疗机构在主动健康服务组织体系中的功能，以利于主动健康服务组织主体的均衡发展。

3. 企业

主动健康服务的企业主要指健康管理机构及第三方检查检验机构，包括健康管理机构、医疗器械企业、检查检验公司等。

企业通过自身的业务和服务提供间接的主动健康服务，目前还不是主动健康服务的主流，但是主动健康的发展一定离不开与企业的共同合作和研发，包括智能产品、主动健康监测系统等。

4. 居民

居民是主动健康服务的受益者，主动健康服务的终端受益群体就是居民。居民通过主动健康服务可以加强对自身健康的监督和管理，预防与降低疾病的发生，监测健康的危险因素，还可以影响周围的人也加入主动健康服务中，转变健康的意识，由被动的健康转变为"我要健康"，主动参与健康监测和疾病预防。

（三）主动健康服务组织体系内容

主动健康服务组织体系是多个组织体系共同作用、相互协调、相互补充的系统，主要包括领导组织体系、供给组织体系、监管组织体系、运行机制。

1. 主动健康服务领导组织体系

主动健康服务的发展必须要有强有力的领导组织体系。主动健康是新时期医疗卫生服务的重要内容，在"统筹规划，分级负责"的指导方针下，国家卫生健康主管部门在主动健康服务领导组织体系中发挥"领头羊"作用，各省、自治区、直辖市卫生主管部门接受上级宏观指导和综合管理并管理下一级卫生主管部门，各市、县（市、区）、乡镇的卫生服务工作接受其指导和管理。层级由高到低，职能也越来越细化。

2. 主动健康服务供给组织体系

主动健康服务不同的供给渠道决定了主动健康服务供给组织体系的不同内容。目前，主动健康服务由医疗机构提供的比较多，医疗机构在政府的规划与指导下，运用互联网、现代信息技术提供与经济社会发展相适应的健康监测、行为干预等服务。公立医疗机构具有公益属性，需要满足绝大部分人民群众的需要；民营医疗机构在服务供给方面，往往更能为居民提供个性化的主动健康服务。

3. 主动健康服务监管组织体系

主动健康服务监管组织体系是由法律监督、政府监管、社会监督、自我监督共同构成的监管体系，确保主动健康服务透明化、公平化发展，其监管主体包括政府、社会、组织自身、患者等，主要考察主动健康服务组织内部管理、资金使用、服务质量、基础设施建设、人员管理、信息公开、奖惩机制实施、政策落实等情况。

4. 主动健康服务运行机制

主动健康服务的运行机制主要是指主动健康服务组织体系中进行组织领导、服务供给、监督管理的主体和客体之间发挥功能的相互影响和制约的运行方式，主要包括利益分配机制及风险承担机制，遵循"利益共享、风险共担"的基本原则，通过建立多种多样的利益联结方式，形成利益共同体的组织运行机制。

第二节　主动健康服务行政组织

被动治疗作为维护健康状况的保底环节，在宏观上增加了国家在医疗方面的支出；在微观上加重了患者及其家庭的精神和经济负担，降低了患者及其家庭幸福指数。近年来，以"预防大于治疗""以人民健康为中心""预防为主，防治结合"为导向的主动健康逐渐成为国内外的研究热点。主动健康服务行政组织作为该领域的引领者与组织者，受到了相关专家学者的关注。

一、主动健康服务行政组织的含义及特征

行政组织是各类社会组织中极其重要的一种组织形态，社会组织的一般性质、特点都比较集中地显现在行政组织上，在各种社会组织中最具代表性。行政组织广义上是指为达到共同目的而负有执行性管理职能的各种组织系统，它既包括各类企业、事业单位、群众团体等负有管理职能的组织系统，也包括国家机关中的立法、司法系统中负有执行性职能的各类单位，以及国家行政机关中的各单位。

主动健康服务行政组织的主要任务是对行业服务行为进行切实有效的管理、指导和监督，鼓励人们参与健康促进与疾病预防，减少群众对直接医疗的依赖，提升居民生活质量，促进全面健康管理的发展。

主动健康服务行政组织具有以下 5 个特征。

（1）组织协作：通过与政府、各种机构等平台合作，共同推进健康促进和疾病预防工作，提高整个社会的健康水平。

（2）面向全社会：主动健康行政工作面向全社会，服务于全人群、全生命周期，包括儿童、青年、中年人和老年人等群体的各个年龄段。

（3）多元化服务：提供健康咨询、健康检查、健康讲座、体育锻炼、社区医生等多样化服务，维护群众的身体健康。

（4）促进预防：通过宣传健康知识、提供健康检查等方式，转变群众传统的过度依赖治疗的观念，鼓励人们主动采取健康维护行动，重视疾病预防。

（5）社区参与：鼓励社区个人及其家庭成员都参与到健康促进活动中，共同努力，提高整个社区及社会居民的健康水平。

二、主动健康服务行政组织分类及职能

主动健康是一项涉及多个主体的卫生服务事业，只有多个主体相互协助、共同合作才能实现服务的一体化。根据行政组织的涵盖范围，可将其分为宏观行政组织、中微观行政组织。

（一）宏观行政组织

宏观行政组织涉及多个主体，主要包含国家医疗保障局、国家中医药管理局、国家与地区卫生健康委等负有管理职能的部门。

主动健康服务行政部门主要职能如下：

（1）制定主动健康计划和规范，完善城市健康规划管理，协调相关部门，推动多方加强健康工作方面的合作，为主动健康发展保驾护航。

（2）合理分配医学资源，缩小区域间资源差距，保障居民健康权益，提升全民健康水平。

（3）评估组织内部健康工作，监督指导相关组织完成相应工作指标。

（4）发展专业化主动健康人才队伍，鼓励完善主动健康的理论与实践知识。

（二）中微观行政组织

1. 医疗机构行政组织

医疗机构是卫生服务提供主体，也是健康服务实践落地的重要载体，扮演着保障居民健康的关键角色。目前，我国公有制医院实行院长负责制，大部分医院行政组织架构为直线职能制结构，其基本模式表现为院长、副院长直线领导各临床业务科室，同时，各职能部门对临床业务科室承担的各种业务进行指导，以保证能够及时为患者提供疾病诊断与治疗服务，向居民及时反馈个人身体健康信息，并向居民宣传专业的健康知识，预防与及早治疗疾病。其主要职能如下：

（1）在行政部门的引领下开展主动健康系列活动，合理分配健康资源，并不断发展医疗健康技能，为居民提供更全面、更完善的服务。

（2）培养应对疾病的健康理念，宣传日常健康饮食和良好生活习惯，并对日常饮酒、吸烟等行为进行指导。

（3）评估、监测及指导居民健康日常习惯，并及时做好登记。

2. 社区卫生机构行政组织

社区医生是居民健康的守门人，能在第一时间获取居民的健康情况，并第一时间给予居民回应。其主要职能如下：

（1）为居民建档立卡，记录居民家庭情况，了解社区居民的日常生活习惯，为居民提供健康服务。

（2）通过微信公众号、社区群等方式宣传健康知识，为社区居民制订个性化健康规划。

3. 相关资源方行政组织

主动健康的发展与相关资源方的支持息息相关，推动相关资源方的发展有利于主动健康的开展。各资源方主要职能如下：

（1）教育机构以教学的形式将健康知识传达给学生。

（2）媒体主要负责健康知识的宣传，通过日常宣传疾病预防知识，及时转变居民健康观念，让居民从改变日常生活习惯做起，预防疾病发生。

（3）住房、交通、环境等相关部门，主要通过改善社区居民日常衣食住行、生活环境等提升居民生活质量。

三、主动健康服务行政组织管理模式

如果将主动健康管理与被动看病治病这两个内容分别置于天平的两端，被动看病治病仍占据压倒性的重量，主动健康的推广及其管理模式的发展和完善日趋重要与紧迫。主动健康管理模式是以个人为主体，以政府为主导，以互联网、信息技术和生物技术为支撑，倡导全区域推行健康生活方式，并融合医学与其他非医学学科，形成有效监测和干预健康危险因素的管理新模式，其行政组织管理模式不仅受到主动健康管理模式的影响，也受到行政组织自身特点和环境的制约。如何建立政府主导、多部门合作、全社会参与的多元化的主动健康服务行政组织管理模式在探索中逐渐清晰，其通常具有层级分明、权责明确等特点。根据不同的主体，常见的管理模式有医疗服务行政组织管理模式、补充性医疗服务行政组织管理模式、多元非医疗主体行政组织管理模式。

（一）医疗服务行政组织管理模式

医疗服务行政组织管理模式的主要特点是统筹规划，分级管理。该模式由国家卫生健康主管部门统筹，各级卫生行政机构设立主动健康服务行政组织或由分管主动健康的专职人员管理各层次的主动健康服务工作，在各省（自治区、直辖市）、市、县（市、区）、乡镇（社区）分别由不同等级的医疗机构构成主动健康的服务体系，为所辖地区的居民服务。

各级卫生行政组织是主动健康服务工作的主管部门，负责拟订主动健康服务的政策、规划、技术标准和规范，指导主动健康工作并组织实施。根据区域卫生规划，建立健全主动健康服务机构和服务网络，推进主动健康服务体系建设。卫生行政部门对主动健康服务工作进行综合管理和监督。

医疗机构是主动健康服务的核心主体，以群体健康服务工作为基础，负责制定相关政策、技术规范及各项规章制度，三级以上医疗机构对基层医疗机构开展的健康服务进行业务指导、组织实施主动健康技术培训、提供咨询指导、开展主动健康服务示范等。乡镇卫生院、社区卫生服务机构和村卫生室根据服务能力承担部分主动健康服务项目，同时乡镇卫生院、社区卫生服务中心负责指导村卫生室、社区卫生服务站开展业务。

（二）补充性医疗服务行政组织管理模式

在我国政策发展的推动之下，非公立医疗机构快速发展，成为主动健康实施过程中医疗资源的重要补充。补充性医疗服务行政组织管理模式由卫生管理部门、市场监管部门及卫生监察等部门进行管理与监督。补充性医疗服务是相对于基本医疗服务而言，由健康管理机构、第三方检验机构、医疗器械企业等提供服务，既是基本医疗服务的有力补充，也是多层次医疗服务体系的重要组成部分。

健康管理机构积极打造主动健康一站式管理服务，推进健康中国建设，保障健康服务从"以人民健康为中心"落地实施，为居民提供集健康检查、预防保健、健康促进、疾病预防、康复指导于一体的主动健康服务。

第三方检验机构是专业从事主动健康医疗行业检测、验证、认证等的服务机构，独立于生产企业或销售商之外，为消费者提供公正、客观、准确的检测报告，并通过多种方式对健康产品进行全面、深入的检测，从而帮助主动健康相关企业或医疗机构发现潜在问题并及时解决，提升产品质量，避免购买和维护昂贵的检测设备及人员培训等成本。

医疗器械企业主要负责主动健康医疗器械的批发、零售、经营等，从事主动健康科技领域内的技术咨询、技术开发、技术服务、技术转让等服务，以及自有设备租赁（不得从事金融租赁）、机械设备（除特种设备）安装与维修等，保障主动健康服务器材的基本使用。

（三）多元非医疗主体行政组织管理模式

主动健康的推动不仅医疗行政组织起到关键作用，非医疗组织也在其中扮演着不可或缺的角色。多元非医疗主体行政组织管理模式涉及生态环境部门、体育部门、教育部门和宣传部门。

生态环境部门主要负责制定环保规划，监督实施重点区域和流域的污染防治规划及生态保护规划，制定并实施大气、水体、土壤、噪声、固体废物、有毒化学品及机动车等的污染防治法规，保障人民赖以生活的环境的安全。

体育部门统筹规划群众体育发展，负责推行全民主动健康健身计划，监督实施国家体育锻炼标准，推动国民体质监测和社会体育指导工作队伍制度建设，指导公共体育设施的建设并对其进行监督管理。

教育部门聚焦培养以健康观念、健康知识、健康方法、健康管理能力等为主要内涵的学生健康素养，构建分学段、一体化健康教育内容体系，完善课程安排，系统设计教学标准、师资配备、评价体系、制度保障，确保各级各类学校将健康教育贯穿教育全过程，形成综合、系统的主动健康教育模式。

宣传部门主要围绕主动健康工作内容，以群众需求为导向，做好重大主题宣传，引导群众用科学的方法改善自身生活，推进典型宣传和文化建设，提升主动健康宣传工作的传播力、影响力。

第三节　主动健康服务卫生组织

一、主动健康服务卫生组织概述

主动健康服务卫生组织是主动健康服务的重要载体和实施者，是由政府主导下的市场、社会等重要供给方共同构成的、遵循一定管理秩序和机制的组织体系。依据《"健康中国 2030"规划纲要》《健康中国行动（2019—2030 年）》《促进健康产业高质量发展行动纲要（2019—2022 年）》《"健康广西 2030"规划》《健康广西行动（2020—2030 年）》等文件，并根据现阶段我国主动健康发展实际在主动健康服务体系中的实际情况，具备主动健康服务行业管理、资源统筹、医疗保健、预防康复、创新转化、教学培训等功能的卫生组织可设置为自治区级主动健康中心、市级主动健康中心、县（市、区）级主动健康中心、镇（乡）级主动健康中心、村级主动健康中心，即五级主动健康中心。

五级主动健康中心建立在相对应的各级医疗机构之内，具备提供主动健康服务的场所和设备，设置有健康管理、临床营养、全科医学、老年医学、精神心理、康复治疗及临床相关专业，可进行常见病、多发病的防治及信息网络数据处理。从事主动健康的各级各类人员需依法取得执业医师资质、大型仪器上岗资质等执业许可资格。

随着非政府组织和机构在主动健康服务方面的特色优势和专业能力不断增强，以及行政改革的不断深入，政府对非政府组织和机构参与社会事务的态度逐渐发生转变，从以往的不信任、防备甚至排斥到对这类组织加入主动健康服务体系持更加信任、开放和包容的态度。在双方或多方实现良好沟通，形成良好合作模式，实现优势互补的同时，也为我国主动健康服务卫生组织向多元化方向发展奠定了坚实的基础。

五级主动健康中心具有公益性质，依托各级卫生健康委直属综合医院设立和运营。同时，培育第三方社会力量提供非医疗的主动健康服务产品，推动主动健康服务企业（社会组织）专业化、品牌化、连锁化发展；鼓励对相同级别的主动健康服务实行统一标识、统一规范标准，提高辨识度和服务效益。

二、主动健康服务卫生组织分类

主动健康服务卫生组织的分类有效提高了主动健康服务的可行性及效率。根据主动健康服务卫生组织的设施条件、技术水平、功能、任务及综合管理水平等，结合主动健康服务这一特殊的服务形式，主动健康服务卫生组织可分为三种类型：一是卫生健康系统批准成立的主动健康服务机构，由卫生行政管理部门进行管理运行；二是民间主动健康服务机构，自我管理和运行；三是公立主动健康服务机构与民间服务机构合作成立的新的组织机构。其中，第一类主动健康服务卫生组织划分沿用我国现有的医疗服务体系，共分五级，严格按照规划要求和相应标准对各级主动健康中心进行软硬件投资及建设。五级主动健康中心是主动健康服务卫生组织的主要组织形式及主要组成部分。第二类主要是第三方主动健康服务机构。第三类为前两类的结合。

三、五级主动健康中心的定位与功能

（一）自治区级主动健康中心定位与功能

1. 定位

自治区级主动健康中心以自治区卫生健康委为主体设置，原则上利用自治区卫生健康委直属三级甲等综合医院配建独立用房设置，主要负责各类主动健康信息的搜集和发布、主动健康服务成果和资源展示、主动健康服务政策宣传、沟通协调社会力量参与主动健康服务、全区主动健康服务需求评估指导和平台管理、开展技术培训和指导，指导全区主动健康服务资源统筹规划，对主动健康服务项目、服务人员和服务机构的服务质量进行行业监管，开展跟踪评估，受理投诉与建议。

2. 功能

（1）行业管理功能。协助自治区卫生健康委加强全区主动健康中心行业管理，制定行业管理规范、标准等，指导、监督、检查、评价全区各级主动健康中心工作；协助自治区卫生健康委开展各级主动健康中心设置规划、主动健康政策制定、主动健康医学研究和产业布局工作；协助自治区卫生健康委研究将条件成熟、干预措施明显、符合规定的主动健康服务项目、处方集等经申报批准后纳入公共卫生服务项目或纳入医疗健康保险统筹支付范围；协助自治区卫生健康委对全区优秀单位或企业（社会组织）、优秀案例、优质服务（产品、用品）等进行展示和推介；围绕国家战略和地方经济社会、产业发展需求，聚焦主动健康服务发展中面临的问题，瞄准大卫生、大健康的发展前沿展开理论性、应用性研究，为大健康服务产业的可持续发展提供智力支持；设置投诉窗口或监督电话，受理全区主动健康服务投诉和跟踪处置；与国家相关协会、学会建立信息沟通和联动机制；承担自治区卫生健康委交予的其他工作。

（2）资源统筹功能。建立和管理主动健康管理服务云平台和居民个人电子健康档案信息库，连接、清洗、标准结构化处理和融合来自全区各级医疗卫生及其相关行业的全员人口信息、基础资源信息、公共卫生信息、电子病历信息（含健康体检信息）、医疗保险信息、主动健康服务相关企业（社会组织）信息和资源等平台；每年发布健康状况白皮书；管理、验收、汇总、统计运算和研究分析医疗保险数据，电子病历数据，居民健康档案数据，健康、疾病、死因监测等健康数据，形成全人群、全生命周期的健康大数据队列，全面系统地阐明人群健康危险暴露、疾病分布、死亡因素、疾病负担、健康服务及健康服务保障的基本状况，并向自治区卫生健康委报送监测结果；开展大数据衍生服务，融合移动互联网、大数据、区块链、可穿戴设备、云计算等新一代信息技术，以健康状态的动态辨识、健康风险评估和健康自主管理为主攻方向，重点突破人体健康状态量化分层、健康信息的连续动态采集、健康大数据融合分析、个性化健身技术等难点和瓶颈问题，构建以主动健康科技为引领的一体化健康服务体系；协调社会力量共同参与主动健康，搭建协作服务平台；打造健康管理服务、健康食品、健康用品、健康金融产品、健康旅游、健康养老服务等六大健康产业联动的发展新格局，实施"衣食住行、生老病死"全方位、全周期的健康教育与健康促进工程，全力推进非医疗健康经济发展。

（3）对外服务功能。建立本级主动健康中心主动健康组织领导机构、管理制度和运行机制，完善基础设施建设；建立自治区级主动健康专家库，适时充实更新，并通过官网等方式对外公布、介绍专家；开设主动健康门诊，将主动健康量表纳入医院体检项目；开展健康评估，研究、推广各类慢性病、亚健康等主动健康处方集；创建示范性健康科普基地，开展主动健康政策宣传、健康宣教和健康促进等工作；及时做好主动健康工作资料的收集、整理，年初制订工作计划，年底做好工作总结。

（4）人员培训功能。设置必要的培训场地，具有面积不小于 2000 m² 的培训区域，培训硬件资源应当包括查阅资料的图书馆、培训专用的多媒体教室；重点开展健康教育、健康促进、健康素养、健康管理等技术培训和指导，受场地规模限制的，依托院校、专业培训机构等开展培训；协助自治区卫生健康委组织主动健康复合型人才培训，定期举办国家、自治区级主动健康继续教育培训班。

（二）市级主动健康中心定位与功能

1. 定位

市级主动健康中心是以市卫生健康委为主体设置，原则上利用市卫生健康委直属三级综合医院配建独立用房设置，主要负责全市主动健康信息的搜集和发布、主动健康服务成果和资源展示、主动健康服务政策宣传、全市主动健康服务需求评估的指导和市级子平台管理、开展全市技术培训和指导；协助自治区级主动健康中心延伸到地市、县域提供服务，做好辖区内主动健康服务资源和产业的链接，对居民主动健康服务需求提供转介服务；指导全市主动健康服务资源统筹规划，对辖区内主动健康服务项目、服务人员和服务机构的服务质量进行行业监管，开展跟踪评估，受理辖区内投诉与建议。原则上每个地级市应设置1个市级主动健康中心。

2. 功能

（1）行业管理功能。协助市卫生健康委加强全市主动健康中心行业管理；根据自治区行业管理规范、标准和本市实际情况制定本市行业管理规范、标准等，指导、监督、检查、评价县级主动健康中心工作；积极寻求上级主动健康中心的指导帮带，不断提升本级主动健康中心建设水平；协助市卫生健康委开展下级主动健康中心设置规划、主动健康政策制定、主动健康产业布局工作；协助市卫生健康委、配合自治区级主动健康中心研究将条件成熟、干预措施明显、符合规定的主动健康服务项目、处方集整理上报自治区卫生健康委，经申报批准后纳入公共卫生服务项目或纳入医疗健康保险支付范围；协助市卫生健康委对全市优秀单位或企业（社会组织）、优秀案例、优质服务（产品、用品）等进行展示和推介，定期向自治区级主动健康中心报送先进经验和典型案例；围绕国家、自治区战略和本市经济社会、产业发展需求，聚焦主动健康服务发展中面临的问题，在自治区级主动健康中心的指导下展开理论性、应用性研究，为本市大健康服务和产业的可持续发展提供智力支持；设置投诉窗口或监督电话，受理全市主动健康服务投诉和跟踪处置；承担市卫生健康委交予的其他工作。

（2）资源统筹功能。管理主动健康管理服务云平台子系统和居民个人电子健康档案信息子库，按照接口标准对接全市各级医疗卫生及其相关行业的全员人口信息、基础资源信息、公共卫生信息、电子病历信息（含健康体检信息）、医疗保险信息、主动健康服务相关企业（社会组织）信息和资源等平台；每年发布全市健康状况白皮书；阐明全市人群健康危险暴露、疾病分布、死亡因素、疾病负担、健康服务及健康服务保障的基本状况，并向市卫生健康委报送监测结果；协调全市社会力量共同参与主动健康；承接自治区级主动健康中心外延的非医疗主动健康服务项目，全力推进全市非医疗健康经济发展。

（3）对外服务功能。建立本级主动健康中心主动健康组织领导机构、管理制度和运行机制，完善基础设施建设；建立市级主动健康专家库，适时充实更新，并通过官网、宣传栏等方式对外公布、介绍专家；开设主动健康门诊，将主动健康量表纳入医院体检项目，开展健康评估，研究、推广各类慢性病、亚健康等主动健康处方集；创建健康科普基地，开展主动健康政策宣传、健康宣教和健康促进等工作；及时做好主动健康工作资料的收集、整理，年初制订工作计划，年底做好工作总结。

（4）人员培训功能。设置必要的培训场地，具有面积不小于1000 m²的培训区域，培训硬件资源应当具有培训专用的多媒体教室；重点开展健康教育、健康促进、健康素养、健康管理等技术培训和指导，受场地规模限制的，依托院校、专业培训机构等开展培训；协助市卫生健康委组织主动健康复合型人才培训，定期举办主动健康继续教育培训班；鼓励主动健康服务人员主动向上级主动健康中心申请挂职锻炼或跟班学习，提升服务能力。

（三）县（市、区）级主动健康中心定位与功能

1. 定位

县（市、区）级主动健康中心以县（市、区）卫生健康局为主体设置，原则上利用县（市、区）卫生健康局直属综合医院配建独立用房设置，主要负责全县（市、区）主动健康信息的搜集和发布、主动健康服务成果和资源展示、主动健康服务政策宣传、全县（市、区）主动健康服务需求评估的指导和县（市、区）级子平台管理、开展全县（市、区）技术培训和指导；协助市级主动健康中心延伸到县（市、区）域、乡镇、村提供服务，做好辖区内主动健康服务资源和产业的链接，对居民主动健康服务需求提供转介服务；指导全县（市、区）主动健康服务资源统筹规划，对辖区内主动健康服务项目、服务人员和服务机构的服务质量进行行业监管，开展跟踪评估，受理辖区内投诉与建议。原则上每个县（市、区）应设置1个县（市、区）级主动健康中心。

2. 功能

（1）行业管理功能。协助县（市、区）卫生健康局加强全县（市、区）主动健康中心行业管理；根据自治区行业管理规范、标准和县（市、区）域实际情况制定本县（市、区）行业管理规范、标准等，指导、监督、检查、评价县（市、区）级主动健康中心工作；积极寻求上级主动健康中心的指导帮带，不断提升本

级主动健康中心建设水平；协助县（市、区）卫生健康局开展下级主动健康中心设置规划、主动健康政策制定、主动健康医学研究和产业布局工作；协助上级主动健康中心研究将条件成熟、干预措施明显、符合规定的主动健康服务项目、处方集整理上报市卫生健康委和自治区卫生健康委，经申报批准后纳入公共卫生服务项目或纳入医疗健康保险支付范围；协助县（市、区）卫生健康委对全县（市、区）优秀单位或企业（社会组织）、优秀案例、优质服务（产品、用品）等进行展示和推介，并定期向市级主动健康中心报送先进经验和典型案例；围绕国家、自治区战略和地方经济社会、产业发展需求，聚焦主动健康服务发展中面临的问题，在自治区级主动健康中心的指导下展开理论性、应用性研究，为地方大健康服务和产业的可持续发展提供智力支持；设置投诉窗口或监督电话，受理全县（市、区）主动健康服务投诉和跟踪处；承担县（市、区）卫生健康局交予的其他工作。

（2）资源统筹功能。管理主动健康管理服务云平台子系统和居民个人电子健康档案信息子库，按照接口标准对接全县（市、区）各级医疗卫生及其相关行业的全员人口信息、基础资源信息、公共卫生信息、电子病历信息（含健康体检信息）、医疗保险信息、主动健康服务相关企业（社会组织）信息和资源等平台；协调全县（市、区）社会力量共同参与主动健康；承接自治区级、市级主动健康中心外延的非医疗主动健康服务项目，全力推进全县（市、区）非医疗健康经济发展。

（3）对外服务功能。建立本级主动健康中心主动健康组织领导机构、管理制度和运行机制，完善基础设施建设；建立县（市、区）级主动健康专家库，适时充实更新，并通过官网、宣传栏等方式对外公布、介绍专家；开设主动健康门诊，将主动健康量表纳入医院体检项目，开展健康评估，研究、推广各类慢性病、亚健康等主动健康处方集；创建健康科普基地，开展主动健康政策宣传、健康宣教和健康促进等工作；及时做好主动健康工作资料的收集、整理，年初制订工作计划，年底做好工作总结。

（4）人员培训功能。设置必要的培训场地；重点开展健康教育、健康促进、健康素养、健康管理等技术培训和指导；协助县（市、区）卫生健康局组织主动健康复合型人才培训；鼓励主动健康服务人员主动向上级主动健康中心申请挂职锻炼，提高服务能力。

（四）镇（乡）级主动健康中心定位与功能

1. 定位

镇（乡）级主动健康中心以县（市、区）卫生健康局为主体设置，原则上利用县（市、区）卫生健康局直属乡镇卫生院配建独立用房设置，主要负责全镇（乡）主动健康信息的搜集和发布、主动健康服务成果和资源展示、主动健康服务政策宣传、全镇（乡）主动健康服务需求评估的指导和镇（乡）级子平台管理、开展全镇（乡）技术培训和指导；协助县（市、区）级主动健康中心延伸到乡镇、村提供服务，做好辖区内主动健康服务资源和产业的链接，对居民主动健康服务需求提供转介服务；指导全镇（乡）主动健康服务资源统筹规划，对辖区内主动健康服务项目、服务人员和服务机构的服务质量进行行业监管，开展跟踪评估，受理辖区内投诉与建议。原则上在设有县（市、区）级主动健康中心的县域设置1个镇（乡）级主动健康中心。

2. 功能

（1）行业管理功能。协助县（市、区）卫生健康局加强全镇（乡）主动健康中心行业管理。根据自治区行业管理规范、标准和县域基层实际情况制定本镇（乡）行业管理规范、标准等；积极寻求上级主动健康中心的指导帮带，不断提升本级主动健康中心建设水平；协助县（市、区）卫生健康局开展下级主动健康中心设置规划、主动健康政策制定、主动健康医学研究和产业布局工作；协助上级主动健康中心研究将条件成熟、干预措施明显、符合规定的主动健康服务项目、处方集整理上报市卫生健康委和自治区卫生健康委，经申报批准后纳入公共卫生服务项目或纳入医疗健康保险支付范围；协助县（市、区）卫生健康局对全县（市、区）优秀单位或企业（社会组织）、优秀案例、优质服务（产品、用品）等进行展示和推介，并定期向县（市、区）级主动健康中心报送先进经验和典型案例；围绕国家、自治区战略和地方经济社会、产业发展需求，聚焦主动健康服务发展中面临的问题，在自治区级主动健康中心的指导下协助展开理论性、应用性研究，为地方大健康服务和产业的可持续发展提供基层数据支持；设置投诉窗口或监督电话，受理全镇（乡）主动健康服务投诉和跟踪处；承担县（市、区）卫生健康局交予的其他基层工作。

（2）资源统筹功能。管理主动健康管理服务云平台子系统和居民个人电子健康档案信息子库，按照接口标准对接全镇（乡）各级医疗卫生及其相关行业的全员人口信息、基础资源信息、公共卫生信息、电子病历信息（含健康体检信息）、医疗保险信息、主动健康服务相关企业（社会组织）信息和资源等平台；协调全镇（乡）社会力量共同参与主动健康；承接自治区级主动健康中心、市级主动健康中心、县（市、区）级主动健康中心外延的非医疗主动健康服务项目，全力推进全镇（乡）非医疗健康经济发展。

（3）对外服务功能。建立本级主动健康中心主动健康组织领导机构、管理制度和运行机制，完善基础设施建设；建立镇（乡）级主动健康工作人员库，适时充实更新，并通过官网、宣传栏等方式对外公布、介绍工作人员；开设主动健康门诊，开展健康评估，研究、推广各类慢性病、亚健康等主动健康处方集；创建镇（乡）健康科普基地，开展主动健康政策宣传、健康宣教和健康促进等工作；及时做好主动健康工作资料的收集、整理，年初制订工作计划，年底做好工作总结。

（4）人员培训功能。设置必要的培训场地；重点开展健康教育、健康促进、健康素养、健康管理等技术培训和指导；协助县（市、区）卫生健康局组织主动健康复合型人才培训；鼓励主动健康服务人员主动向上级主动健康中心申请挂职锻炼，提高服务能力。

（五）村级主动健康中心定位与功能

1. 定位

村级主动健康中心以乡镇卫生院为主体设置，原则上利用基层医疗卫生机构村卫生室配建，主要负责全村主动健康信息的搜集和发布、主动健康服务成果和资源展示、主动健康服务政策宣传、全村主动健康服务需求评估的指导和村级子平台管理、开展全村技术培训和指导；协助镇（乡）级主动健康中心延伸到村提供服务，做好辖区内主动健康服务资源和产业的链接，对居民主动健康服务需求提供转介服务；指导全村主动健康服务资源统筹规划，对辖区内主动健康服务项目、服务人员和服务机构的服务质量开展跟踪评估，受理辖区内投诉与建议。原则上在设有镇（乡）级主动健康中心的村部设置1个村级主动健康中心。

2. 功能

（1）行业管理功能。协助乡镇卫生院加强全村主动健康中心行业管理；积极寻求上级中心的指导帮带，不断提升本中心建设水平；协助上级主动健康中心研究将条件成熟、干预措施明显、符合规定的主动健康服务项目整理上报市卫生健康委和自治区卫生健康委，经申报批准后纳入公共卫生服务项目或纳入医疗健康保险支付范围；协助县（市、区）卫生健康委对全县（市、区）优秀单位或企业（社会组织）、优秀案例、优质服务（产品、用品）等进行展示和推介，并定期向县（市、区）级主动健康中心报送先进经验和典型案例；围绕国家、自治区战略和地方经济社会、产业发展需求，聚焦主动健康服务发展中面临的问题，为地方大健康服务和产业的可持续发展提供基层数据支持；承担县（市、区）卫生健康局、乡镇卫生院交予的其他基层工作。

（2）资源统筹功能。管理主动健康管理服务云平台子系统和居民个人电子健康档案信息子库，按照接口标准对接全村医疗卫生及其相关行业的全员人口信息、基础资源信息、公共卫生信息、电子病历信息（含健康体检信息）、医疗保险信息，全力推进全村非医疗健康经济发展。

（3）对外服务功能。建立本级主动健康中心主动健康管理制度和运行机制，完善基础设施建设；建立村级主动健康工作人员库，适时充实更新并对外公布、介绍工作人员；开展健康评估，研究、推广各类慢性病、亚健康等主动健康处方集；创建村健康科普基地，开展主动健康政策宣传、健康宣教和健康促进等工作；及时做好主动健康工作资料的收集、整理，年初制订工作计划，年底做好工作总结。

（4）人员培训功能。设置必要的培训场地；鼓励主动健康服务人员积极参与县（市、区）卫生健康局组织的主动健康复合型人才培训和主动向上级主动健康中心申请挂职锻炼，提高服务能力。

四、第三方主动健康服务机构的定位与功能

1. 定位

第三方主动健康服务机构是民间主动健康服务机构自我管理和运行的机构组织。机构同时对接个人和医院，在协同方案的指导下，为个人提供随访和观察，并及时向医院反馈，开展营养、运动等非医疗健康服务，并形成个人健康档案，为个人在不同医疗机构之间就诊提供服务。

2. 功能

（1）个性化健康体检功能。不同于普通的健康体检，个性化健康体检强调从个人角度出发，提供个性化方案定制并且具有服务长期性，遵循"1+X"原则。"1"为基本项目（必选项目），"X"为专项体检项目（备选项目），是根据个人的具体情况，针对不同年龄和性别、慢性病风险者进行的专业化、个性化的深度体检项目。

（2）个人健康档案管理功能。该功能在于通过连续更新个人的健康资料，充分掌握个人健康状况及变化趋势，为后续实施主动健康服务，进行健康状况评估和危险因素干预奠定基础。记入个人健康档案的内容主要是健康体检结果和个人健康评估结果。

（3）健康与疾病评估功能。由第三方主动健康服务机构基于服务对象的个性化体检结果和健康档案管理信息分析，以及专业化的健康服务团队，对服务对象进行体重、心血管疾病、代谢与营养疾病、肿瘤、哮喘、精神疾病等近20项指标及慢性病的预测、评估与趋势分析。基于上述分析将人群分为健康、亚健康、疾病前驱状态和疾病状态四类人群，并进行有针对性的主动健康管理和服务。

（4）健康改善咨询指导功能。由第三方主动健康服务机构通过短信、电话、互联网、现场一对一等方式为服务对象提供双向互动的健康指导和健康改善计划定制服务。健康指导主要有精神指导、饮食指导、运动指导、睡眠指导、家属指导。健康改善计划定制是通过集中一批医学健康领域的专家，针对每个服务对象的不同体质、不同健康状况，排查健康危害因素，在"治未病"理论指导下，为服务对象提供系统的个体保健改善计划。通过采取调节心理、药膳食疗、中药调理、运动调理、传统疗法干预、保健调养等系列健康干预措施，从而增强个体体质，改善个体健康状态，防治疾病。

（5）健康后续跟踪服务功能。主要取决于服务对象，可以根据个人及人群的需求提供不同的服务，如通过互联网平台为服务对象提供个人健康相关信息查询和后续健康指导服务、定期推送健康管理信息和提示；基于智能语言服务平台，通过统一的客户服务体系与资深客服人员的专业表现，使服务对象享受实时规范、高效透明及个性化的主动健康跟踪服务，促进主动健康促进计划的有效实施。

第四节　主动健康服务社会组织

一、主动健康服务社会组织概念

参与主动健康服务的社会组织大致可以分为依托医疗和信息技术提供服务的公立与私立医疗机构、基层社区卫生服务组织、健康管理机构等，通过出资参与的基金会、公益组织等，通过其他服务参与的社会工作机构、红十字会等。

二、社会组织参与主动健康服务的优势

（一）可开展多元化的主动健康服务

政府决策从普惠性的角度出发，满足多数人的需求；主动健康服务应面向广大居民，贴近居民的健康需求。社会组织在主动健康服务的供给方面可根据自身特点，灵活策划提供服务的种类、范围及目标客户群。社会组织可以切实了解到居民迫切、真实的需求，为制订科学合理的健康服务计划提供现实依据。因其服务覆盖面有限，可以针对不同的群体提供差异性的服务，例如为睡眠障碍患者提供监测和干预指导服务、为上班族制订健康运动与指导计划、为60岁以上老人进行每日健康监测等。

（二）可运用多样化的方式宣传主动健康服务

政府的宣传方式一般是行政命令、通知公告及主题活动等，而社会组织的宣传方式多种多样，可通过新媒体宣传、建立合作伙伴关系、互相推荐等方式在社会上快速扩大影响力。社会组织在提供主动健康服务的具体实践过程中，能更好地动员居民，帮助居民树立主动健康意识，不仅能够宣传主动健康的理念，形成竞争氛围，还有利于主动健康服务供给质量的提升及行业标准的形成。

（三）可利用自身优势整合主动健康服务资源

社会组织作为独立的主体，能够更好地协调社会资源，实现与其他社会组织的良性互动。社会组织具有整合社会资源的功效，在提供主动健康服务的过程

中，能凭借自身的优势将分散的主动健康资源进行整合，形成合力，为居民和患者提供大量优质的主动健康服务资源。同时，优秀的社会组织也将通过融合、学习等方法，不断扩充自身实力，为提高主动健康服务的整体供给水平做出贡献。

三、参与主动健康服务的社会组织类型

主动健康服务的实施离不开社会组织的参与。政府的公共政策主要针对大众化、一般化的问题和需求，难以满足居民多元化和个性化的需求，而社会组织可以帮助政策的落实并提供具有针对性的个性化服务。

主动健康服务需要各健康责任人共同参与，政府、社会、个人都要对健康负责，要转变思路，由被动健康向主动健康发展过渡。在主动健康服务中，社会组织的参与面非常广，根据参与方式的不同将社会组织分为以下 4 种类型。

（一）政府主导型

政府主导型的参与方式是由政府根据经济社会发展水平和居民对健康的需求情况主导社会组织的成立与参与。此类社会组织是由政府投入和推动发展的，主要承接并补充政府在主动健康服务中的职能，其参与主动健康服务的方式、途径、目标都由政府计划与规定。政府在此类社会组织的发展中占主导地位，此类社会组织对政府则有依赖性，开展的服务也非个性化的服务。

（二）需求满足型

需求满足型是指社会组织以患者或居民的需求为出发点，根据其健康状况，有针对性地开展能满足居民需求的个性化主动健康服务。此类社会组织关注某领域或人群特定议题，为各类受众人群提供直接或间接服务。其参与途径主要是主动深入了解居民的健康需求，组织开展健康活动，如健康教育、义诊、主动进行急救培训等。

（三）项目引领型

项目引领型是指社会组织通过承接项目参与主动健康服务，从而提高居民的健康水平。此类社会组织完全由项目的内容、类型、特点和要求所决定，因此呈现出多样性。此类社会组织一般是通过承接大型项目来提供专业性强、技术含量

高的服务，在服务内容和参与方式上能够更好地突出其专业化、效率高、规范化的特征，朝着主动健康服务的社会化和专业化的发展方向，是公益性与专业化的有机结合。但此类社会组织也存在一些问题，如在服务的内容、时间、范围上存在局限；影响范围也有限。

（四）公益服务型

以公益性为主是此类社会组织区别于其他社会组织的明显特征。此类社会组织一般通过开展公益服务与宣传帮助居民建立主动健康意识。例如医院组织的义诊活动、红十字会组织开展的急救知识宣讲等，都属于临时性的公益活动，无特定的时间和专门的组织机构及人员。

四、促进社会组织参与主动健康服务的策略

（一）完善社会组织参与的相关制度

社会组织参与主动健康服务很大程度上是对政府公共职能的补充，于政府和居民都是有益的，可以减轻政府未来在医疗方面的财政负担，因此政府应对社会组织在主动健康领域的参与和发展提供积极的政策支持。首先是要给予社会组织积极的财政支持政策。政府部门要制定优惠政策和标准，给予大力的经济扶持，从而保障主动健康服务类社会组织的正常运营。其次是对社会组织中的工作人员的工资给予足额保障。一些基层的社会组织存在缺乏人才、留不住人才的现象，在工资待遇方面应给予支持以利于留住人才。最后是要给予医疗保险方面的政策支持。通过医保政策及国家政策的引导，将主动健康服务的大部分内容纳入医保支付的范畴，从而提高居民的参与意愿。

（二）提高社会组织的信息建设水平

主动健康以物联网、大数据、云计算、知识图谱、机器学习等新一代信息技术为基础，依托5G网络实现对健康大数据的智能分析、综合利用，进而实现科学健康评估、有效健康干预与健康管理，从而构建医疗健康大数据驱动的主动健康管理模式。建立一个信息化、智能化的健康管理体系是社会组织参与主动健康服务的必然要求。强大的主动健康信息体系的建设，将提升社会组织的参与水平和效果。

（三）加强社会组织的管理、考核与监督

一是要完善社会组织内部的规章制度，主动健康服务的定价、服务的提供、岗位职责与规范等都要严格按照规章制度执行和管理。二是完善社会组织的考核制度，制定切实可行的考核办法对社会组织进行考核，提高社会组织服务效率，并不断加强日常对主动健康服务工作的监管，严格规范服务行为，确保服务质量。三是建立健全社会组织的监督机制，包括外部监督机制和内部监督机制，从而避免过度服务或欺骗服务等行为的发生。

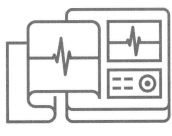

第四章

主动健康服务运行体系

第一节　主动健康服务运行体系概述

一、主动健康服务运行体系的概念及特征

1. 概念

随着我国人口老龄化趋势不断加速和疾病谱的不断演化，原先以"治病救人""疾病预防"为核心，以预防、保健、诊断、治疗、康复等为主要运行内容且流程方向相对单一的健康服务运行体系已逐渐无法满足人民群众日益多元化和高要求的健康需求。以充分激发全人群健康主观能动性，提高全人群健康素养，使全人群全方位、全生命周期地注重健康，达到全民健康的目标的主动健康服务运行体系将成为现实选择。这种运行体系融合各类组织机构的优势资源，将与健康息息相关的生活、服务、保障、环境、产业等方面整合起来，化"被动"为"主动"，为全人群提供全方位高效、优质、终身连贯的系统性全生命周期健康管理和医疗服务。在信息技术的加持下，运用 AI、互联网大数据（5G+）、物联网、云计算、区块链、可穿戴设备、新能源等新兴技术，将有效解决束缚主动健康服务运行体系有效发挥作用的技术难点和瓶颈问题。

2. 特征

（1）支持个性化定制。以往的医疗健康服务运行体系往往是在人出现疾病或是出现某些疾病的征兆之后才开始发挥作用，虽然也有个性化定制，但只能在诊断、治疗、康复这三个阶段做到，而主动健康服务运行体系可以在预防、保健环节提前介入，根据服务对象的健康需求提供多样化、多层次、有针对性的健康服务，真正实现全方位主动健康服务。

（2）具有主动连续性。主动健康服务运行体系覆盖服务对象的全生命周期，运用先进的信息技术建立完善的健康信息档案，主动对服务对象全生命周期行为

进行系统的长期的连续的动态跟踪，并结合服务对象的健康状态、疾病谱演化方向和程度进行识别、评估和预测，通过实时汇总、整合、分析各类来自服务对象的原始数据，为下一步连续的服务提供数据参考和预测支持。

（3）具有资源强整合性。这里的"资源"涵盖政策、资金、技术、组织、人才等多个方面，强调将主动健康理念融入服务运行体系的相关政策和机制中，通过加强医疗卫生机构和第三方服务机构的沟通协作、功能连续及"线上＋线下"服务管理整合等，有效打破不同类型、不同层级组织的主动健康服务边界，为各类人群提供不同层次且高质高效的定制化、差异化、垂直化的主动健康服务，同时实现运行资源的数据化、服务管理的智能化，打破"信息孤岛""数据壁垒"，实现策略联动，人力、财力、物力资源充分整合和服务结构性连接。

二、主动健康服务运行体系的构成

主动健康服务运行体系主要由服务运行主体、内容和保障三个方面构成，依托主动健康医学技术，聚焦健康风险因素控制、老龄健康服务等关键问题，融合现代信息技术，以健康状态的动态辨识、健康风险评估和健康自主管理为主攻方向，重点突破人体健康状态量化分层、健康信息连续动态采集、健康大数据融合分析、个性化健身技术等技术难点和瓶颈问题，塑造以主动健康科技为引领的一体化健康服务体系，提升健康保障能力和人群自主性。

主动健康服务运行体系的服务运行主体主要由各级政府及卫生健康、食品药品监管等相关职能部门、各级卫生医疗机构、政府主导或民间自发的健康社会团体（慈善组织）、与主动健康服务产业相关的经营性组织机构及其他非正式的组织和个人等构成，通过各主体之间的相互协作，基于协商合作机制、政府回应机制、政府间跨部门协调机制，形成多主体参与和多层级管理的主体架构，以更专业、更科学的方式促进全民主动健康事业发展。随着第三方主动健康服务机构在提供专业化服务方面的独特优势和专业能力逐渐凸显，政府也在积极引入社会力量参与主动健康服务，形成政府与市场的双向互补，通过市场调节优化主动健康服务领域的供给侧结构，减少低效和浪费现象的发生。政府与这类组织逐渐形成的良好合作模式，为我国主动健康服务运行体系向更高层次发展提供了有力支持。

从目前来看，主动健康服务运行体系的内容包含主动健康服务机构提供的个性化健康体检、个人健康档案管理、健康与疾病评估、健康改善咨询指导、健康后续跟踪服务等，主要分为两个方面：一方面是以预防为主的服务。通过了解个人的健康状况，存在的危险因素，所患疾病的检查、治疗及病情变化，综合分析后采取有针对性的预防、治疗和康复措施，强化对健康危害因素的防控，更好地控制疾病的发生和发展，提高预防、诊断、治疗、康复、护理、营养等方面的服务水平。另一方面是围绕健康价值创造，提升专业化、个性化的健康自主管理能力和主动健康服务能力，推动传统医疗保障体系向以健康创造为中心的价值链重塑、产业链延伸，形成一、二、三产业及信息产业、文化产业融合的综合新兴产业——健康创造业，完成从传统的医疗保障模式向现代健康保障模式的跨越；形成以"主动健康"为目标，以"健康生活"为核心的"医、食、住、行、育、乐、康、游"八大民生行业的交融合作与统筹发展，旨在修复健康、维持健康、促进健康、创造健康的一系列有组织的社会化生产、流通、服务。

主动健康服务运行体系的保障主要由政府层面的政策法规、制度机制、资金等，以及社会层面的宣传推广、相关社会资源及组织层面的管理机构、规划方案、培训评估等内容组成。政府方面，通过出台政策法规，建立健全配套的政策体系，为主动健康服务保驾护航；通过长期、稳定、持续的资金投入及税收优惠，推动各服务供给方为公众提供可持续的主动健康服务。社会方面，通过多种平台向社会宣传主动健康服务的重要性，普及科学理念，扩大主动健康服务的宣传覆盖面，以加强社会公众对主动健康服务推广的认可和支持，并积极动员和利用各类社会资源改善基层主动健康服务的条件。组织方面，通过成立专业的管理机构，保证组织良好运转并提供优质服务；通过制定可持续发展规划，保证服务供给的连续性；通过专业培训和评估，不断提升服务供给方的专业技术能力，有效满足公众日益多样化和多层次的主动健康需求。

第二节　建设五级主动健康中心

一、总体思路

在广西探索建设涵盖自治区、市、县（市、区）、镇（乡）、村五级的主动健康服务体系，合理使用医疗资源，优化卫生健康服务供给，保障医疗服务质量，转变大众的医疗健康观念，构建主动健康医疗模式。依据《健康中国行动（2019—2030 年)》《"健康中国 2030"规划纲要》《促进健康产业高质量发展行动纲要（2019—2022 年)》《健康广西行动（2020—2030 年)》《"健康广西 2030"规划》等文件，并根据现阶段我国和广西主动健康发展实际情况，编写五级主动健康中心建设方案。

五级主动健康中心建设坚持以人民健康为中心，主要以自治区、市、县（市、区）人民医院，以及乡镇卫生院和村卫生室为依托，充分发挥人民医院的医疗带动作用，运用大数据、云平台、AI 等先进技术，坚持"规划引领、因地制宜，医院为主、社会参与，信息共享、服务为先"的理念，推动五级主动健康中心科学化、先进化、标准化建设，以更好满足人民群众的健康服务需求。

二、基本原则

1. 坚持规划先行

广西壮族自治区及各市、县（市、区）、镇（乡）在编制区域卫生规划时，应统筹考虑五级主动健康中心的设置与布局，预留发展空间。广西壮族自治区卫生健康委负责明确五级主动健康中心设立条件，通过公开申报形式，组织设立各级主动健康中心。

2. 注重资源整合

各市、县（市、区）、镇（乡）、村要对本地区主动健康服务直接提供方和第三方配建设施等进行摸底统计，提高设施整合利用率；根据地理位置、设施规模等情况，市级、县（市、区）级、镇（乡）级或村级主动健康中心可合署设置；树立评估导向，结合人群健康危险暴露、疾病分布、死亡因素、疾病负担、健康服务及其保障的基本情况，开展主动健康需求评估工作，加强评估结果应用；依据需求分布状况、能力状况和需求焦点，合理布局五级主动健康中心，科学设置服务功能。

三、五级主动健康中心建设指导规范的确立

主动健康作为一个新兴医学模式，众多事项都是在摸索中前进，主动健康中心的建设亦是如此。主动健康中心的建设主要解决以下三个问题：第一，确定主动健康中心的性质，是独立于医院之外的单独机构，定编定岗定人，还是以医院

为基础进行挂牌，一套人马两个牌子；第二，主动健康的理念和模式还未得到广泛地推广与应用，如何在短时间内构建主动健康中心；第三，确定主动健康中心的设置条件，是先有基础然后逐步提高，还是高起点高站位。围绕这三个核心问题，起草组、专家组经过反复研究和讨论，借鉴了国内外众多资料和医疗中心的建设方案，其中主要借鉴了广西壮族自治区人民医院胸痛中心和卒中中心的部分设置方案和成功经验。

主动健康的理念和模式目前还未进行有效推广和大范围应用，在一穷二白的基础上"平地起高楼"是极其不现实的做法，故以医院为基础，借助医院的力量打造主动健康中心，借势而为、顺势而上，有利于主动健康中心的前期建设。经过起草组、专家组的讨论，一致认为主动健康中心的设置应该是高起点和高站位。自治区级主动健康中心的建设依托广西壮族自治区人民医院进行。广西壮族自治区人民医院代表着广西医学科研发展的前沿，于2021年5月获批挂牌广西医学科学院，而医学科学院的定位就是高起点、高站位。同时，广西壮族自治区人民医院作为广西规模最大的三级甲等公立医院，完全有能力、有实力、有力量，高起点、高站位、高标准地建设好自治区级主动健康中心。

在医院选择方面，医院必须同时满足以下三个条件才能支撑起五级主动健康中心的建立：第一，医院必须为公立综合医院；第二，从自治区到市到县（市、区）必须都要有这个体系的医院；第三，医院的综合实力在服务区域内排名靠前，能代表该区域的医疗水平。能同时满足上述三个条件的是人民医院体系，自治区级、市级、县（市、区）级主动健康中心都是依托人民医院建设的，镇（乡）级、村级主动健康中心则分别依托乡镇卫生院和村卫生室建设。

在主动健康中心人员配备方面，宜采用逐步过渡的方式。鉴于目前没有专业的主动健康专业技术人才，故应从医院医务人员中逐步培养，先由医院医务人员代为兼任，待逐步发展之后，医务人员可以直接过渡为主动健康中心的专业技术人员，也可面向社会公开招聘各专业的主动健康人才。

经过反复的调研与研讨，起草组最终确定了《五级主动健康中心建设指导规范（试行）》草案，共有七章十六条。第一章是总则，规定建设主动健康中心的目的与原则；第二章为建设基础，明确主动健康中心建设的基础性事项；第三至七章分别介绍自治区级、市级、县（市、区）级、镇（乡）级、村级主动健康中心的人力、财力、物力等基本要求。草案出台后首先进行专家咨询，邀请各领域、各层次、各人民医院的专家、学者、管理者、筹建者进行研讨与论证，经过两轮的研讨论证后，以广西医学科学院·广西壮族自治区人民医院作为"试验田"进行前期的模拟运营。经过一年多的实践，广西医学科学院·广西壮族自治区人民医院已挂牌成立自治区级主动健康中心，并且运行良好，已取得初步成效。这充分证明《五级主动健康中心建设指导规范（试行）》是科学的、有效的。

四、建设进度

2022年3月，广西壮族自治区人民医院基本完成了自治区级主动健康中心架构和运行机制建设，形成主动健康体系和建设标准，搭建主动健康服务管理系统，初步转型为主动健康医院。

2023年5月，广西壮族自治区人民医院举行自治区级主动健康中心、主动健康管理门诊揭牌仪式。自治区级主动健康中心和主动健康管理门诊的设立，不仅顺应了健康中国、健康广西建设的时代大背景，也是广西壮族自治区人民医院聚力创新医学模式，开辟主动健康新赛道的体现，必将进一步规范和促进广西主动健康服务的发展，提高主动健康服务水平。

2023年12月，在现有1个自治区级主动健康中心的基础上，完成11个市级主动健康中心的签约授牌。

2025年12月底前，初步建成覆盖自治区、市、县（市、区）、镇（乡）、村的五级主动健康中心网络，为群众提供便捷的主动健康服务。同时，在不断探索实践的基础上，推进均等化、规范化、智慧化建设，全面提升服务质量和提高群众满意度，建成更高水平的主动健康服务体系。

五、五级主动健康中心建设与管理标准

（一）一级（自治区级）主动健康中心建设与管理标准

为进一步规范和促进一级（自治区级）主动健康中心的建设与管理，保证主动健康服务质量，提高主动健康服务水平，合理使用医疗资源，借鉴其他医疗中心建设与管理先进经验，结合一级（自治区级）主动健康中心职能定位与服务规范，制定《广西一级（自治区级）主动健康中心建设与管理标准》。该建设标准是一级（自治区级）主动健康中心评估的重要依据。

1. 基本条件

（1）必须设置：健康管理中心（健康体检中心、健康医学科等）、营养科、康复治疗中心、精神心理科、睡眠医学科、中医科等与主动健康服务相关的诊疗科目。

（2）每个诊疗科目应配备具有相关资质的专业技术人员，包括医师、护士及其他技术人员。一级（自治区级）主动健康中心应至少配备 10 名具有职业资格的健康管理师。

（3）一级（自治区级）主动健康中心依托自治区三级甲等综合医院（3 年内无重大医疗事故或造成重大社会影响的不良事件）建设。

（4）具备指导二级（市级）主动健康中心、三级［县（市、区）级］主动健康中心、四级［镇（乡）级］主动健康中心和五级（村级）主动健康中心开展工作的能力，建立分工协作机制和数据共享机制。

（5）具备提供主动健康管理服务的信息平台，至少具有健康科普、健康咨询、随访管理等功能，并能与医院体检系统、医院信息系统对接。

（6）一级（自治区级）主动健康中心的建设在执行本建设标准的同时，必须符合国家现行的相关标准和规范的规定。

2. 组织管理

（1）成立由主动健康中心领导班子、相关科室及管理部门参与的主动健康中心工作领导小组，下设办公室，明确工作制度并负责中心日常管理工作。

（2）建立主动健康药物治疗中心与非药物治疗中心，制定各类疾病主动健康管理诊疗指南、主动健康管理技术操作规范和临床路径，制订各类亚健康状态改善方案。

（3）建立专人负责的主动健康随访及诊疗数据记录、数据共享安全、健康科普、继续教育、科研管理等制度，并对数据进行分类统计，提出提升服务质量和数据安全的改进措施。

3. 建设要求

主动健康中心场地建筑面积不小于 2000 m²。设置主动健康中心办公室、药物治疗中心和非药物治疗中心：主动健康中心办公室包括综合协调部、研究与监测评价部和健康大数据部；药物治疗中心设置健康管理部和多学科诊疗部；非药物治疗中心应包括运动健康部、营养膳食部、心理健康部和科学睡眠部。

（1）综合协调部建设标准：设置单独的办公室，有办公桌椅，至少配备 1 名医院管理、健康管理或临床相关专业正高级职称人员，以及 2 名医院管理、健康管理或具有社会医学背景的复合型工作人员。

（2）研究与监测评价部建设标准：配备 1 名科研管理或临床相关专业正高级职称专职人员。

（3）健康大数据部建设标准。

①配备 4 名计算机信息网络相关专业技术人员，其中 1 名为高级职称人员，1 名为中心职称人员，2 名为其他人员；应熟练掌握系统集成维护、网络安全防护、数据处理、硬件维护等技术。

②办公场地面积不小于 18 m²。

③配备 1 套主动健康管理平台软件系统。

④配备 1 套相关配套数据库存储系统，存储满足 3～5 年业务增长需求。所有核心应用及数据库有高可用保障，数据有异地备份，满足三级等保要求。

⑤配备面向主动健康管理使用的网络专网及配套办公设备（包括但不限于电脑、打印机、音视频设备等）。

（4）健康管理部建设标准。

①至少配备 1 名正高级职称人员、2 名副高级职称人员、3 名健康管理师及 6 名护理人员，应是中医科、健康管理或临床相关专业人员，能够熟练掌握中医临床知识和健康管理的技能。

②应配备单独的办公室供工作人员使用；配备独立的煎药室；配备健康管理门诊为就诊者提供专业健康管理指导；配备中医药治疗室为就诊者提供中医药特色治疗；具备针灸、推拿室。

③至少配备 6 台办公电脑，其中至少 1 台可接入外网以便填报相关数据及随访；3 台打印机，若干张办公桌，4 张检查床，10 张治疗床，1 台煎药机，1 台中药打粉机，8 台 MF-C02B 多源治疗仪，8 台 J48A 型电脑中频（透热）治疗仪，1 台医用臭氧治疗仪，2 台血压计，1 台心电图机，2 台血糖仪，1 台可测身高体重的智能语音体重秤，1 台中医脉象仪，1 台中医经络检测仪，1 台中医体质辨识仪，1 台 TMT 中医体质热成像仪，4 台电针仪，4 台 TDP 治疗仪，2 台颈椎腰椎牵引床，1 台机器人按摩仪。

（5）多学科诊疗部建设标准。

①应至少包含 5 个临床或医技科室，科室人员均应有副高级及以上专业技术职称，其中至少有 1 名医师具有正高级职称。

②设置有专门的多学科诊疗室，布局合理，设施齐全；配备符合开展 MDT 所需的仪器设备，配备投影仪、电脑、打印机、桌椅等。

③组建有 MDT 专家团队（不少于 10 个）和专家库，每个团队分别设置 1 名 MDT 组长和秘书。在医院层面设置 MDT 管理办公室，提供预约诊疗服务，定期对 MDT 开展成效进行分析评估，促进持续改进。

④建立 MDT 管理信息系统，系统功能包括预约登记、检查录入、信息汇总、风险评估、追踪随访、效果评价等。

（6）运动健康部建设标准。

①建筑面积不小于 40 m²。

②应设置有戒烟干预、营养指导、睡眠咨询、运动健康咨询、健康教育等服务部门和训练场地。

③至少配备 1 名康复医师、3 名康复治疗师或运动康复师、1 名营养师。

④运动健康服务场所建筑面积不小于部门总建筑面积的 85%。

⑤医院公共场所和部门训练场所应配置无障碍设施，包括扶手、安全抓杆、无障碍卫生间、无障碍洗手池、无障碍坡道、无障碍门、低位服务设施、无障碍停车位等；提供轮椅借用服务；天花板、地板、墙壁及有关管线应便于安装和检修用于运动健康服务的医学设备、运动器械。

设有儿童运动健康部门的运动健康部，应设计适合儿童活动的运动健康场地，色彩设计、装饰应适合儿童的心理特点。

（7）营养膳食部建设标准。

①营养门诊。至少配备 2 名高级职称营养专业工作人员；应设于医院门诊区域，有专用的房间，房间面积不小于 10 m²；应有进行人体测量等检测及放置营养治疗产品的区域，配备安装相应营养软件的计算机、身高体重计、握力器、皮褶厚度计、测量软尺、听诊器、血压计、人体成分分析仪等仪器设备。

②治疗膳食配置室。至少配备 2 名厨师和 1 名后厨工作人员；应配备准备区、制作蒸煮区、食品库房、餐具消毒区、刷洗区、膳食分发区、管理办公室、统计室。

③肠内营养配制室。至少配备 2 名营养技师；总面积应不小于 15 m²，应分为刷洗消毒区、配制区及发放区，有条件的医院可按《药品生产质量管理规范》（即药品 GMP）要求建立面积在 60 m² 以上的十万级净化区；室内墙壁为白色瓷砖，地面耐磨、防滑、防静电；应配备各种配制容器、设备等。

④营养宣教室。至少配备 1 名中级职称营养专业工作人员；可设于医院体检区域，总面积不小于 30 m²；应设有宣教活动室，配置有计算机、投影仪、食物模型、宣教资料等设备设施；应设有体验式厨房，配置有称量工具、营养成分换算工具及厨房设备等。

⑤第三方营养产品供应中心联络办公室。至少配备 1 名中级职称营养专业工作人员；应配备安装相应营养产品管理软件、常用办公软件的计算机及打印设备。

⑥营养健康食堂。至少配备 1 名专（兼）职的营养专业工作人员；取得"食品经营许可证"，且食品安全监管部门餐饮服务食品安全风险等级评定达 B 级及以上等级；连续 3 年未发生食品安全事故，连续 2 年未受过食品安全相关的行政处罚；应设有"营养健康角"。

（8）心理健康部建设标准。

①设立心理健康部办公室。至少配备 1 名高级职称人员，应是精神卫生、健康管理专业或护理相关专业人员；至少配备 2 名工作人员，应是精神卫生、心理治疗、健康管理专业或具有社会医学背景的复合型专业人才。

②应配备单独的办公室供工作人员使用。

③至少配备 1 名精神卫生专业高级职称的评估人员。

④配备相应的工作区，包括候诊区、接诊区、心理测量区、心理干预或治疗区（含个别心理治疗、家庭治疗和团体治疗区）、储存室和污物处理区等基本功能区域。其中，候诊区、储存室和污物处理区可与门诊其他部门共同使用。

⑤至少配备 2 名精神卫生专业执业医师，其中至少有 1 名具有精神病学专业高级及以上专业技术职务任职资格；至少配备 1 名注册护士，需具备一定精神医学知识和精神病科护理工作经验的中级及以上专业技术职务任职资格；至少配备 1 名技师，需具备心理测量学及相关知识，熟练掌握相关的各种心理测量工具的使用并负责日常心理测量数据的保密和储存工作；配备 2 名及以上具备相关专业知识的心理治疗师。

⑥至少设置 2 间普通诊室，其中应设有儿童青少年心理门诊，每间面积不小于 9 m²；至少设置 2 间专用心理治疗室，用于个别心理治疗和家庭治疗，其中个别治疗室使用面积不小于 10 m²，家庭治疗室使用面积不小于 15 m²；至少设置 1 间心理测量室，使用面积不小于 10 m²。

⑦医疗机构能够开展以下心理治疗，房屋设施应当满足相应要求：沙盘治疗室使用面积不小于 15 m²；生物反馈治疗室使用面积不小于 20 m²；团体治疗室使用面积不小于 40 m²；催眠治疗室使用面积不小于 12 m²。

⑧至少配备 1 套心理测量系统（包括电脑和软件）、1 台打印机；医疗机构配备心理测量软件、心理挂图、沙盘治疗仪、生物反馈治疗仪、便携式电休克治疗仪、多媒体投影仪、摄像机、电视机、声录系统等设备；应配备急救设备，如心脏除颤器、简易呼吸器、抢救车（急救设备可与其他门诊科室共用）；应配备信息化设备，至少配备 1 台能够上网的电脑；建设有心理健康服务管理云平台，开发心理 APP 或小程序。

⑨规章制度至少包括诊疗质量规范控制、精神药品管理制度、突发事件应急预案、医患沟通制度、会诊制度、心理诊疗保密制度、医院感染控制及消毒隔离制度、设备设施管理制度、患者登记和医疗文书书写记录管理制度、医务人员职业安全管理制度等。

（9）科学睡眠部建设标准。

①设置 1 名负责人，应具有硕士及以上学历、副高级以上职称；执业医师应是本科及以上学历；执业护士应是大专及以上学历；睡眠技师应是大专及以上医学或护理相关学历，具备急救相关知识，至少有 1 名睡眠技师取得国际注册多导睡眠技师认证，其他睡眠技师需通过国内行业协会制定的注册多导睡眠监测技师认证；心理治疗师应获得心理治疗师资格；所有人员应已系统完成睡眠医学课程的学习。

②住院病房场所及就诊治疗评估场所的建筑总面积应不小于 900 m²；每个住院病区床位 20 张；治疗观察室应不少于 3 间，睡眠检查室应不少于 5 间，工娱活动室不少于 2 间，临床晤谈区 1 间。

③应配备有符合开展睡眠就诊和治疗要求的仪器设备、医疗器械。所有仪器设备应有备案记录、使用流程及说明书，定点放置，专人管理，定期维护、检测、校正。

4.服务要求

（1）设置有专人负责的主动健康随访、健康教育与健康促进、科普、继续教育及科研等岗位。

（2）制定各类疾病主动健康管理诊疗指南、主动健康管理技术操作规范和临床路径，制订各类亚健康状态改善方案。

（3）向二级（市级）主动健康中心、三级［县（市、区）级］主动健康中心、四级［镇（乡）级］主动健康中心和五级（村级）主动健康中心提供远程会诊和远程教育。

（4）依托主动健康管理服务的信息平台，遵循医疗相关数据保密规定，建立各级数据间的共享和流转机制。

（5）开展面向群众的慢性病、常见病、多发病的主动健康宣教工作，提高公民健康素养和主动健康管理能力。

（6）健康管理项目应在卫生行政部门审定的范围内开设。

（二）二级（市级）主动健康中心建设与管理标准

为进一步规范和促进二级（市级）主动健康中心的建设与管理，保证主动健康服务质量，提高主动健康服务水平，合理使用医疗资源，借鉴其他医疗中心建设与管理先进经验，结合二级（市级）主动健康中心职能定位与服务规范，制定《广西二级（市级）主动健康中心建设与管理标准》。该建设标准是二级（市级）主动健康中心评估的重要依据。

1.基本条件

（1）必须设置：健康管理中心（健康体检中心）、营养科、康复治疗中心、精神心理科、睡眠医学科、中医科等与主动健康服务相关的诊疗科目。

（2）每个诊疗科目应配备具有相关资质的专业技术人员，包括医师、护士及其他技术人员。二级（市级）主动健康中心应至少配备6名具有职业资格的健康管理师。

（3）二级（市级）主动健康中心依托市级三级甲等综合医院建设（3年内无重大医疗事故或造成重大社会影响的不良事件）。

（4）具备指导三级［县（市、区）级］主动健康中心、四级［镇（乡）级］主动健康中心和五级（村级）主动健康中心开展工作的能力，建立分工协作机制和数据共享机制。

（5）在上级主动健康中心指导下，搭建提供主动健康管理服务的信息平台，至少具有健康科普、健康咨询、随访管理等功能，并能与医院体检系统、医院信息系统对接。

（6）二级（市级）主动健康中心的建设在执行本建设标准的同时，必须符合国家现行的相关标准和规范的规定。

2. 组织管理

（1）成立由主动健康中心领导班子、相关科室及管理部门参与的主动健康中心工作领导小组，下设办公室，明确工作制度并负责中心日常管理工作。

（2）建立主动健康药物治疗中心与非药物治疗中心，制定各类疾病主动健康管理诊疗指南、主动健康管理技术操作规范和临床路径，制订各类亚健康状态改善方案。

（3）建立专人负责的主动健康随访及诊疗数据记录、数据共享安全、健康科普、继续教育、科研管理等制度，并对业务数据进行分类统计，提出提升服务质量和数据安全的改进措施。

3. 建设要求

主动健康中心场地建筑面积不小于 600 m²。设置主动健康中心办公室、药物治疗中心和非药物治疗中心：主动健康中心办公室包括综合协调部、研究与监测评价部和健康大数据部；药物治疗中心设置健康管理部和多学科诊疗部；非药物治疗中心应包括运动健康部、营养膳食部、心理健康部和科学睡眠部。

（1）综合协调部建设标准：设置单独的办公室，有办公桌椅，至少配备 1 名医院管理、健康管理或临床相关专业副高级职称人员，以及 1 名医院管理、健康管理或具有社会医学背景的复合型工作人员。

（2）研究与监测评价部建设标准：配备 1 名科研管理或临床相关专业副高级职称专职人员。

（3）健康大数据部建设标准。

①配备 3 名计算机信息网络相关专业技术人员，其中 1 名为中级职称人员，2 名为其他人员；应熟练掌握系统集成维护、网络安全防护、数据处理、硬件维护等技术。

②办公场地面积不小于 12 m²。

③配备 1 套主动健康管理平台软件系统。

④配备 1 套相关配套数据库存储系统，存储满足 3 ～ 5 年业务增长需求。所有核心应用及数据库有高可用保障，数据有备份，满足三级等保要求。

⑤配备面向主动健康管理使用的网络专网及配套办公设备（包括但不限于电脑、打印机、音视频设备等）。

（4）健康管理部建设标准。

①至少配备 1 名正高级职称人员、1 名副高级职称人员、2 名健康管理师及 4 名护理人员，应是中医科、健康管理或临床相关专业人员，能够熟练掌握中医临床知识和健康管理的技能。

②应配备单独的办公室供工作人员使用；配备独立的煎药室；配备健康管理门诊为就诊者提供专业健康管理指导；配备中医药治疗室为就诊者提供中医药特色治疗。

③至少配备 4 台办公电脑，其中至少 1 台可接入外网以便填报相关数据及随访；2 台打印机，若干张办公桌，2 张检查床，8 张治疗床，1 台煎药机，1 台中药打粉机，6 台 MF-C02B 多源治疗仪，6 台 J48A 型电脑中频（透热）治疗仪，1 台医用臭氧治疗仪，2 台血压计，1 台心电图机，2 台血糖仪，1 台可测身高体重的智能语音体重秤，1 台中医脉象仪，1 台中医经络检测仪，2 台电针仪，2 台 TDP 治疗仪，1 台颈椎腰椎牵引床。

（5）多学科诊疗部建设标准。

①应至少包含 4 个临床或医技科室，科室人员均应有副高级及以上专业技术职称。

②设置有专门的多学科诊疗室，布局合理，设施齐全；配备符合开展 MDT 诊疗所需的仪器设备，配备投影仪、电脑、打印机、桌椅等。

③组建有 MDT 专家团队（不少于 6 个）和专家库，每个团队分别设置 1 名 MDT 组长和秘书。在医院层面设置 MDT 管理办公室，提供预约诊疗服务，定期对 MDT 开展成效进行分析评估，促进持续改进。

④建立 MDT 管理信息系统，系统功能包括预约登记、检查录入、信息汇总、风险评估、追踪随访、效果评价等。

（6）运动健康部建设标准。

①建筑面积不小于 30 m²。

②应设置有运动健康咨询、健康教育等服务部门及训练场地。

③至少配备 1 名康复医师、3 名康复治疗师或运动康复师。

④运动健康服务场所建筑面积不小于部门总建筑面积的 85%。

⑤医院公共场所和部门训练场所应配置无障碍设施，包括扶手、安全抓杆、无障碍卫生间、无障碍洗手池、无障碍坡道、无障碍门、低位服务设施、无障碍停车位等；提供轮椅借用服务；天花板、地板、墙壁及有关管线应便于安装和检修用于运动健康服务的医学设备、运动器械。

设有儿童运动健康部门的运动健康部，应设计适合儿童活动的运动健康场地，色彩设计、装饰应适合儿童的心理特点。

（7）营养膳食部建设标准。

①营养门诊。至少配备 1 名高级职称和 1 名中级职称营养专业工作人员；应设于医院门诊区域，有专用的房间，房间面积不小于 10 m²；应有进行人体测量等检测及放置营养治疗产品的区域，配备安装相应营养软件的计算机、身高体重计、握力器、皮褶厚度计、测量软尺、听诊器、血压计、人体成分分析仪等仪器设备。

②治疗膳食配置室。至少配备 2 名厨师和 1 名后厨工作人员；应配备准备区、制作蒸煮区、食品库房、餐具消毒区、刷洗区、膳食分发区、管理办公室、统计室。

③肠内营养配制室。至少配备 2 名营养技师；总面积应不小于 15 m²，应分为刷洗消毒区、配制区及发放区，有条件的医院可按药品 GMP 要求建立面积在 60 m² 以上的十万级净化区；室内墙壁为白色瓷砖，地面耐磨、防滑、防静电；应配备各种配制容器、设备等。

④营养宣教室。至少配备 1 名中级职称营养专业工作人员；可设于医院体检区域，总面积不小于 20 m²；应设有宣教活动室，配置有计算机、投影仪、食物模型、宣教资料等设备设施；应设有体验式厨房，配置有称量工具、营养成分换算工具及厨房设备等。

⑤第三方营养产品供应中心联络办公室。至少配备 1 名中级职称营养专业工作人员；应配备安装相应营养产品管理软件、常用办公软件的计算机及打印设备。

⑥营养健康食堂。至少配备 1 名专（兼）职的营养专业工作人员；取得"食

品经营许可证"，且食品安全监管部门餐饮服务食品安全风险等级评定达 B 级及以上等级；连续 3 年未发生食品安全事故，连续 2 年未受过食品安全相关的行政处罚；应设有"营养健康角"。

（8）心理健康部建设标准。

①设立心理健康部办公室。至少配备 1 名中级职称人员，应是精神卫生、健康管理专业或护理相关专业人员；至少配备 2 名工作人员，应是精神卫生、心理治疗、健康管理专业或具有社会医学背景的复合型专业人才。

②应配备单独的办公室供工作人员使用。

③至少配备 1 名精神卫生专业初级职称的评估人员。

④配备相应的工作区，包括候诊区、接诊区、心理测量区、心理干预或治疗区（含个别心理治疗、家庭治疗和团体治疗区）、储存室和污物处理区等基本功能区域。其中，候诊区、储存室和污物处理区可与门诊其他部门共同使用。

⑤至少配备 2 名精神卫生专业执业医师，其中至少有 1 名具有精神病学专业中级及以上专业技术职务任职资格；至少配备 1 名注册护士，需具备一定精神医学知识和精神病科护理工作经验的初级及以上专业技术职务任职资格；至少配备 1 名技师，需具备心理测量学及相关知识，熟练掌握相关的各种心理测量工具的使用并负责日常心理测量数据的保密和储存工作；配备 1 名及以上具备相关专业知识的心理治疗师。

⑥至少设置 1 间普通诊室，每间面积不小于 9 m²；至少设置 1 间专用心理治疗室，用于个别心理治疗，使用面积不小于 10 m²；至少设置 1 间心理测量室，使用面积不小于 8 m²。

⑦医疗机构能够开展心理治疗，房屋设施应当满足以下要求：沙盘治疗室使用面积不小于 15 m²；生物反馈治疗室使用面积不小于 20 m²；团体治疗室使用面积不小于 30 m²；催眠治疗室使用面积不小于 12 m²。

⑧至少配备 1 套心理测量系统（包括电脑和软件）、1 台打印机；应配备急救设备，如心脏除颤器、简易呼吸器、抢救车（急救设备可与其他门诊科室共用）；应配备信息化设备，至少配备 1 台能够上网的电脑；建设有心理健康服务管理云平台，开发心理 APP 或小程序。

⑨规章制度至少包括诊疗质量规范控制、精神药品管理制度、突发事件应急预案、医患沟通制度、会诊制度、心理诊疗保密制度、医院感染控制及消毒隔离

制度、设备设施管理制度、患者登记和医疗文书书写记录管理制度、医务人员职业安全管理制度等。

（9）科学睡眠部建设标准。

①设置1名负责人，应具有副高级以上职称；执业医师应是本科及以上学历；执业护士应是大专及以上学历；睡眠技师应是大专及以上医学或护理相关学历，具备急救相关知识，至少有1名睡眠技师取得国际注册多导睡眠技师认证，其他睡眠技师需通过国内行业协会制定的注册多导睡眠监测技师认证；心理治疗师应获得心理治疗师资格；所有人员应已系统完成睡眠医学课程的学习。

②住院病房场所及就诊治疗评估场所的建筑总面积应不小于500 m^2；每个住院病区床位10张；治疗观察室应不少于2间，睡眠检查室应不少于3间，工娱活动室不少于1间，临床晤谈区1间。

③应配备有符合开展睡眠就诊和治疗要求的仪器设备、医疗器械。所有仪器设备有备案记录、使用流程及说明书，定点放置，专人管理，定期维护、检测、校正。

4. 服务要求

（1）设置有专人负责的主动健康随访、健康教育与健康促进、科普、继续教育及科研等岗位。

（2）制定各类疾病主动健康管理诊疗指南、主动健康管理技术操作规范和临床路径，制订各类亚健康状态改善方案。

（3）向三级［县（市、区）级］主动健康中心、四级［镇（乡）级］主动健康中心和五级（村级）主动健康中心提供远程会诊和远程教育。

（4）依托主动健康管理服务的信息平台，遵循医疗相关数据保密规定，建立各级数据间的共享和流转机制。

（5）开展面向群众的慢性病、常见病、多发病的主动健康宣教工作，提高公民健康素养和主动健康管理能力。

（6）健康管理项目应在卫生行政部门审定的范围内开设。

（三）三级［县（市、区）级］主动健康中心建设与管理标准

为进一步规范和促进三级［县（市、区）级］主动健康中心的建设与管理，保证主动健康服务质量，提高主动健康服务水平，合理使用医疗资源，借鉴其他

医疗中心建设与管理先进经验，结合三级［县（市、区）级］主动健康中心职能定位与服务规范，制定《广西三级［县（市、区）级］主动健康中心建设与管理标准》。该建设标准是三级［县（市、区）级］主动健康中心评估的重要依据。

1. 基本条件

（1）必须设置：健康管理中心（健康体检中心）、营养科、康复治疗中心、精神心理科、睡眠医学科、中医科等与主动健康服务相关的诊疗科目。

（2）每个诊疗科目应配备具有相关资质的专业技术人员，包括医师、护士及其他技术人员。三级［县（市、区）级］主动健康中心应至少配备 4 名具有职业资格的健康管理师。

（3）三级［县（市、区）级］主动健康中心依托县级二级甲等综合医院（3 年内无重大医疗事故或造成重大社会影响的不良事件）。

（4）具备指导四级［镇（乡）级］主动健康中心和五级（村级）主动健康中心开展工作的能力，建立分工协作机制和数据共享机制。

（5）在上级主动健康中心指导下，搭建提供主动健康管理服务的信息平台，至少具有健康科普、健康咨询、随访管理等功能，并能与医院体检系统、医院信息系统对接。

（6）三级［县（市、区）级］主动健康中心的建设在执行本建设标准的同时，必须符合国家现行的相关标准和规范的规定。

2. 组织管理

（1）成立由主动健康中心领导班子、相关科室及管理部门参与的主动健康中心工作领导小组，下设办公室，明确工作制度并负责中心日常管理工作。

（2）建立主动健康药物治疗中心与非药物治疗中心，制定各类疾病主动健康管理诊疗指南、主动健康管理技术操作规范和临床路径，制订各类亚健康状态改善方案。

（3）建立专人负责的主动健康随访及诊疗数据记录、数据共享安全、健康科普、继续教育、科研管理等制度，并对业务数据进行分类统计，提出提升服务质量和数据安全的改进措施。

3. 建设要求

主动健康中心场地建筑面积不小于 400 m^2。设置主动健康中心办公室、药物治疗中心和非药物治疗中心：主动健康中心办公室包括综合协调部、研究与监测评价部和健康大数据部；药物治疗中心设置健康管理部和多学科诊疗部；非药物治疗中心应包括运动健康部、营养膳食部、心理健康部和科学睡眠部。

（1）综合协调部建设标准：设置单独的办公室，有办公桌椅，至少配备1名医院管理、健康管理或临床相关专业中级职称人员，以及1名医院管理、健康管理或具有社会医学背景的复合型工作人员。

（2）研究与监测评价部建设标准：配备1名科研管理或临床相关专业中级职称人员。

（3）健康大数据部建设标准。

①配备2名计算机信息网络相关专业技术人员，其中1名为中级职称人员，1名为其他人员；应熟练掌握系统集成维护、网络安全防护、数据处理、硬件维护等技术。

②办公场地面积不小于8 m²。

③配备1套主动健康管理平台软件系统。

④配备1套相关配套数据库存储系统，存储满足3～5年业务增长需求。应用及数据库有安全保障，数据有备份，满足相应等保要求。

⑤配备面向主动健康管理使用的网络专网及配套办公设备（包括但不限于电脑、打印机、音视频设备等）。

（4）健康管理部建设标准。

①至少配备1名副高级职称人员、1名健康管理师及3名护理人员，应是中医科、健康管理或临床相关专业人员，能够熟练掌握中医临床知识和健康管理的技能。

②应配备单独的办公室供工作人员使用；配备健康管理门诊为就诊者提供专业健康管理指导；配备中医药治疗室为就诊者提供中医药特色治疗。

③至少配备3台办公电脑，其中至少1台可接入外网以便填报相关数据及随访；2台打印机，若干张办公桌，2张检查床，6张治疗床，1台煎药机，1台中药打粉机，4台MF-C02B多源治疗仪，4台J48A型电脑中频（透热）治疗仪，2台血压计，1台心电图机，2台血糖仪，1台身高体重秤，2台电针仪。

（5）多学科诊疗部建设标准。

①应至少包含3个临床或医技科室，科室人员均应有副高级及以上专业技术职称。

②设置有专门的多学科诊疗室，布局合理，设施齐全；配备符合开展 MDT 所需的仪器设备，配备投影仪、电脑、打印机、桌椅等。

③组建有 MDT 专家团队（不少于 2 个）和专家库，每个团队分别设置 1 名 MDT 组长和秘书。在医院层面设置 MDT 管理办公室，提供预约诊疗服务，定期对 MDT 开展成效进行分析评估，促进持续改进。

④完善医院信息管理系统，推动 MDT 信息化，包括预约登记、检查录入、信息汇总、风险评估、追踪随访、效果评价等。

（6）运动健康部建设标准。

①建筑面积不小于 15 m^2。

②应设置有健康教育区。

③至少配备 1 名康复医师、1 名康复治疗师或运动康复师。

④运动健康服务场所建筑面积不小于部门总建筑面积的 85%。

⑤医院公共场所和部门训练场所应配置无障碍设施，包括扶手、安全抓杆、无障碍卫生间、无障碍洗手池、无障碍坡道、无障碍门、低位服务设施、无障碍停车位等；提供轮椅借用服务；天花板、地板、墙壁及有关管线应便于安装和检修用于运动健康服务的医学设备、运动器械。

设有儿童运动健康部门的运动健康部，应设计适合儿童活动的运动健康场地，色彩设计、装饰应适合儿童的心理特点。

（7）营养膳食部建设标准。

①营养门诊。至少配备 2 名中级职称营养专业工作人员；应设于医院门诊区域，有专用的房间，房间面积不小于 10 m^2；应有进行人体测量等检测及放置营养治疗产品的区域，配备安装相应营养软件的计算机、身高体重计、握力器、皮褶厚度计、测量软尺、听诊器、血压计等仪器设备。

②治疗膳食配置室。至少配备 2 名厨师和 1 名后厨工作人员；应配备准备区、制作蒸煮区、食品库房、餐具消毒区、刷洗区、膳食分发区、管理办公室、统计室。

③肠内营养配制室。至少配备 2 名营养技师；总面积应不小于 15 m^2，应分为刷洗消毒区、配制区及发放区；室内墙壁为白色瓷砖，地面耐磨、防滑、防静电；应配备各种配制容器、设备等。

④营养宣教室。至少配备 1 名中级职称营养专业工作人员；可设于医院体检

区域，总面积不小于 15 m²；应设有宣教活动室，配置有计算机、投影仪、食物模型、宣教资料等设备设施。

⑤第三方营养产品供应中心联络办公室。至少配备 1 名初级职称营养专业工作人员；应配备安装相应营养产品管理软件、常用办公软件的计算机及打印设备。

⑥营养健康食堂。至少配备 1 名专（兼）职的营养专业工作人员；取得"食品经营许可证"，且食品安全监管部门餐饮服务食品安全风险等级评定达 B 级及以上等级；连续 3 年未发生食品安全事故，连续 2 年未受过食品安全相关的行政处罚；应设有"营养健康角"。

（8）心理健康部建设标准。

①设立心理健康部办公室。至少配备 1 名中级职称人员，应是精神卫生、健康管理专业或护理相关专业人员；至少配备 2 名工作人员，应是精神卫生、心理治疗、健康管理专业或具有社会医学背景的复合型专业人才。

②应配备单独的办公室供工作人员使用。

③至少配备 1 名精神卫生专业初级职称的评估人员。

④配备相应的工作区，包括候诊区、接诊区、心理测量区、心理干预或治疗区（含个别心理治疗）、储存室和污物处理区等基本功能区域。其中，候诊区、储存室和污物处理区可与门诊其他部门共同使用。

⑤至少配备 1 名初级职称精神卫生专业执业医师；至少配备 1 名护士，具备一定精神医学知识和精神病科护理工作经验的初级及以上专业技术职务任职资格；至少配备 1 名技师（可以由心理咨询师或治疗师兼任），具备心理测量学及相关知识，熟练掌握相关的各种心理测量工具的使用并负责日常心理测量数据的保密和储存工作；配备 1 名及以上具备相关专业知识的心理治疗师。

⑥至少设置 1 间普通诊室，每间面积不小于 9 m²；至少设置 1 间专用心理治疗室，用于个别心理治疗，使用面积不小于 10 m²；至少设置 1 间心理测量室，使用面积不小于 8 m²。

⑦医疗机构能够开展心理治疗，房屋设施应当满足以下要求：沙盘治疗室使用面积不小于 15 m²；生物反馈治疗室使用面积不小于 20 m²；团体治疗室使用面积不小于 30 m²；催眠治疗室使用面积不小于 12 m²。

⑧至少配备 1 套心理测量系统（包括电脑和软件）、1 台打印机；应配备急救设备，如心脏除颤器、简易呼吸器、抢救车（急救设备可与其他门诊科室共用）；

应配备信息化设备，至少具备 1 台能够上网的电脑；建设有心理健康服务管理云平台（可与上级主动健康中心共享），能够开发心理 APP 或小程序，或与上级主动健康中心共享心理 APP 或小程序数据。

⑨规章制度至少包括诊疗质量规范控制、精神药品管理制度、突发事件应急预案、医患沟通制度、会诊制度、心理诊疗保密制度、医院感染控制及消毒隔离制度、设备设施管理制度、患者登记和医疗文书书写记录管理制度、医务人员职业安全管理制度等。

（9）科学睡眠部建设标准。

①设置 1 名负责人，应具有中级以上职称；执业医师应是本科及以上学历；执业护士应是大专及以上学历；睡眠技师应是大专及以上医学或护理相关学历，具备急救相关知识，睡眠技师须通过国内行业协会制定的注册多导睡眠监测技师认证；心理治疗师应获得心理治疗师资格；所有人员应已系统完成睡眠医学课程的学习。

②住院病房场所及就诊治疗评估场所的建筑总面积应不小于 200 m²；每个住院病区床位 5 张；治疗观察室应不少于 1 间，睡眠检查室应不少于 1 间，工娱活动室不少于 1 间，临床晤谈区 1 间。

③应配备有符合开展睡眠就诊和治疗要求的仪器设备、医疗器械。所有仪器设备应有备案记录、使用流程及说明书，定点放置，专人管理，定期维护、检测、校正。

4. 服务要求

（1）设置有专人负责的主动健康随访、健康教育与健康促进、科普、继续教育及科研等岗位。

（2）执行各类疾病主动健康管理诊疗指南、主动健康管理技术操作规范和临床路径，执行各类亚健康状态改善方案。

（3）向四级［镇（乡）级］主动健康中心和五级（村级）主动健康中心提供远程会诊和远程教育。

（4）依托主动健康管理服务的信息平台，遵循医疗相关数据保密规定，执行各级数据间的共享和流转流程。

（5）开展面向群众的慢性病、常见病、多发病的主动健康宣教工作，提高公民健康素养和主动健康管理能力。

（6）健康管理项目应在卫生行政部门审定的范围内开设。

（四）四级［镇（乡）级］主动健康中心建设与管理标准

为进一步规范和促进四级［镇（乡）级］主动健康中心的建设与管理，保证主动健康服务质量，提高主动健康服务水平，合理使用医疗资源，借鉴其他医疗中心建设与管理先进经验，结合主动健康中心职能定位与服务规范，制定《广西四级［镇（乡）级］主动健康中心建设与管理标准》。该建设标准是四级［镇（乡）级］主动健康中心评估的重要依据。

1. 基本条件

（1）必须设置：健康管理中心（健康体检中心）、营养科、睡眠科、康复科、心理科等与主动健康服务相关的诊疗科目。

（2）每个诊疗科目应配备具有相关资质的专业技术人员，包括医师、护士及其他技术人员。

（3）四级［镇（乡）级］主动健康中心依托乡镇卫生院（3年内无重大医疗事故或造成重大社会影响的不良事件）建设。

（4）具备指导五级（村级）主动健康中心开展工作的能力，建立分工协作机制和数据共享机制。

（5）在上级主动健康中心指导下，搭建提供主动健康管理服务的信息平台，至少具有健康科普、健康咨询、随访管理等功能，并能与医院体检系统、医院信息系统对接。

（6）四级［镇（乡）级］主动健康中心的建设在执行本建设标准的同时，必须符合国家现行的相关标准和规范的规定。

2. 组织管理

（1）成立由主动健康中心领导班子、相关科室及管理部门参与的主动健康中心工作领导小组，下设办公室，明确工作制度并负责中心日常管理工作。

（2）建立主动健康药物治疗中心与非药物治疗中心，制定各类疾病主动健康管理诊疗指南、主动健康管理技术操作规范和临床路径，制订各类亚健康状态改善方案。

（3）建立专人负责的主动健康随访及诊疗数据记录、数据共享安全、健康科普、继续教育、科研管理等制度，并对业务数据进行分类统计，提出提升服务质量和数据安全的改进措施。

3. 建设要求

主动健康中心场地建筑面积不小于 200 m^2。设置主动健康中心办公室、药物治疗中心和非药物治疗中心：主动健康中心办公室包括综合协调部和健康大数据部；药物治疗中心设置多学科诊疗部；非药物治疗中心应包括运动健康部、营养膳食部、心理健康部、科学睡眠部。

（1）综合协调部建设标准：至少配备 1 名医院管理、健康管理或临床相关专业人员，以及 1 名医院管理、健康管理或具有社会医学背景的工作人员。

（2）健康大数据部建设标准。

①配备 2 名计算机信息网络相关专业技术人员，应熟练掌握系统集成维护、网络安全防护、数据处理、硬件维护等技术。

②配备 1 套主动健康管理平台软件系统。

③配备 1 套相关配套数据库存储系统，存储满足 3～5 年业务增长需求。应用及数据库有安全保障，数据有备份，满足相应等保要求。

④配备面向主动健康管理使用的网络专网及配套办公设备（包括但不限于电脑、打印机、音视频设备等）。

（3）多学科诊疗部建设标准。

①应至少包含 3 个临床或医技科室，科室人员均应有初级及以上专业技术职称。

②设置有专门的多学科诊疗室，布局合理，设施齐全；配备符合开展 MDT 所需的仪器设备，配备投影仪、电脑、打印机、桌椅等。

③组建有 MDT 专家团队（不少于 2 个），每个团队分别设置 1 名 MDT 组长和秘书。在医院层面设置 MDT 管理办公室，提供预约诊疗服务，定期对 MDT 开展成效进行分析评估，促进持续改进。

④完善医院信息管理系统，推动 MDT 信息化，包括预约登记、检查录入、信息汇总、风险评估、追踪随访、效果评价等。

（4）运动健康部建设标准。

①建筑面积不小于 10 m^2。

②应设置有健康教育区。

③至少配备 1 名康复医师、1 名康复治疗师或运动康复师。

④运动健康服务场所建筑面积不小于部门总建筑面积的 85%。

⑤医院公共场所和部门训练场所应配置无障碍设施，包括扶手、安全抓杆、无障碍卫生间、无障碍洗手池、无障碍坡道、无障碍门、低位服务设施、无障碍停车位等；提供轮椅借用服务；天花板、地板、墙壁及有关管线应便于安装和检修用于运动健康服务的医学设备、运动器械。

设有儿童运动健康部门的运动健康部，应设计适合儿童活动的运动健康场地，色彩设计、装饰应适合儿童的心理特点。

（5）营养膳食部建设标准。

①营养门诊。至少配备1名中级职称营养相关专业工作人员；应设于医院门诊区域，有专用的房间，房间面积不小于5 m²；应有进行人体测量等检测及放置营养治疗产品的区域，配备安装相应营养软件的计算机、身高体重计、握力器、皮褶厚度计、测量软尺、听诊器、血压计等仪器设备。

②治疗膳食配置室。至少配备2名厨师和1名后厨工作人员；应配备准备区、制作蒸煮区、食品库房、餐具消毒区、刷洗区、膳食分发区、管理办公室、统计室。

③肠内营养配制室。至少配备1名营养相关专业人员；总面积应不小于10 m²，应分为刷洗消毒区、配制区及发放区；室内墙壁为白色瓷砖，地面耐磨、防滑、防静电；应配备各种配制容器、设备等。

④营养宣教室。至少配备1名营养专业工作人员；可设于医院体检区域，总面积不小于10 m²；应设有宣教活动室，配置有计算机、投影仪、食物模型、宣教资料等设备设施。

⑤第三方营养产品供应中心联络办公室。至少配备1名营养专业工作人员；应配备安装相应营养产品管理软件、常用办公软件的计算机及打印设备。

⑥营养健康食堂。至少配备1名专（兼）职的营养专业工作人员；取得"食品经营许可证"，且食品安全监管部门餐饮服务食品安全风险等级评定达B级及以上等级；连续3年未发生食品安全事故，连续2年未受过食品安全相关的行政处罚；应设有"营养健康角"。

（6）心理健康部建设标准。

①设立心理健康部办公室。至少配备1名初级职称人员，应是精神卫生、健康管理专业或护理相关专业人员；至少配备1名工作人员，应是精神卫生、心理治疗、健康管理专业或具有社会医学背景的复合型专业人才。

②配备相应的工作区，包括候诊区、接诊区、心理测量区、心理干预或治疗区（含个别心理治疗）、储存室和污物处理区等基本功能区域。其中，候诊区、储存室和污物处理区可与门诊其他部门共同使用。

③至少配备1名初级职称健康管理或临床专业执业医师；至少配备1名护士，具备一定精神医学知识和精神病科护理工作经验的初级及以上专业技术职务任职资格。

④至少设置1间普通诊室；至少设置1间专用心理治疗室，用于个别心理治疗；至少设置1间心理测量室。

⑤医疗机构能够开展心理治疗，房屋设施应包含沙盘治疗室、生物反馈治疗室、团体治疗室、催眠治疗室。

⑥至少配备1套心理测量系统（包括电脑和软件）、1台打印机；应配备急救设备，如心脏除颤器、简易呼吸器、抢救车（急救设备可与其他门诊科室共用）；应配备信息化设备，至少具备1台能够上网的电脑；建设有心理健康服务管理云平台（可以与上级主动健康中心共享）。

⑦规章制度至少包括诊疗质量规范控制、精神药品管理制度、突发事件应急预案、医患沟通制度、会诊制度、心理诊疗保密制度、医院感染控制及消毒隔离制度、设备设施管理制度、患者登记和医疗文书书写记录管理制度、医务人员职业安全管理制度等。

（7）科学睡眠部建设标准。

①设置1名负责人；执业医师应是专科及以上学历；配备执业护士；具备急救相关知识；所有人员应已系统完成睡眠医学课程的学习。

②就诊治疗评估场所应包含治疗观察室、睡眠检查室、工娱活动室、临床晤谈区。

③应配备有符合开展睡眠就诊和治疗要求的仪器设备、医疗器械。所有仪器设备应有备案记录、使用流程及说明书，定点放置，专人管理，定期维护、检测、校正。

4.服务要求

（1）设置有专人负责的主动健康随访、健康教育与健康促进、科普、继续教育及科研等岗位。

（2）执行各类疾病主动健康管理诊疗指南、主动健康管理技术操作规范和临床路径，执行各类亚健康状态改善方案。

（3）向五级（村级）主动健康中心提供远程会诊和远程教育。

（4）依托主动健康管理服务的信息平台，遵循医疗相关数据保密规定，执行各级数据间的共享和流转流程。

（5）开展面向群众的慢性病、常见病、多发病的主动健康宣教工作，提高公民健康素养和主动健康管理能力。

（6）健康管理项目应在卫生行政部门审定的范围内开设。

（五）五级（村级）主动健康中心建设与管理标准

为进一步规范和促进五级（村级）主动健康中心的建设与管理，保证主动健康服务质量，提高主动健康服务水平，合理使用医疗资源，借鉴其他医疗中心建设与管理先进经验，结合五级（村级）主动健康中心职能定位与服务规范，制定《广西五级（村级）主动健康中心建设与管理标准》。该建设标准是五级（村级）主动健康中心评估的重要依据。

1. 基本条件

（1）必须设置：健康管理中心（健康体检中心）、营养科、睡眠科、康复科、运动科等与主动健康服务相关的诊疗科目。

（2）每个诊疗科目应配备具有相关资质的专业技术人员，包括医师、护士及其他技术人员。

（3）五级（村级）主动健康中心依托村卫生所（3年内无重大医疗事故或造成重大社会影响的不良事件）建设。

（4）在上级主动健康中心指导下，搭建提供主动健康管理服务的信息平台，至少具有健康科普、健康咨询、随访管理等功能，并能与医院体检系统、医院信息系统对接。

（5）五级（村级）主动健康中心的建设在执行本建设标准的同时，必须符合国家现行的相关标准和规范的规定。

2. 组织管理

（1）成立由主动健康中心领导班子、相关科室及管理部门参与的主动健康中心工作领导小组，下设办公室，明确工作制度并负责中心日常管理工作。

（2）建立主动健康药物治疗中心与非药物治疗中心，制定各类疾病主动健康管理诊疗指南、主动健康管理技术操作规范和临床路径，制订各类亚健康状态改善方案。

（3）建立专人负责的主动健康随访及诊疗数据记录、数据共享安全、健康科普、继续教育、科研管理等制度，并对业务数据进行分类统计，提出提升服务质量和数据安全的改进措施。

3. 建设要求

中心场地建筑面积不小于 100 m²。设置主动健康中心办公室、健康大数据部和运动、营养、心理、科学、中医调理等主动健康相关服务科室。

（1）主动健康中心办公室建设标准：至少配备 1 名医院管理、健康管理或临床相关专业中级职称人员。

（2）健康大数据部建设标准。

①配备 1 名计算机信息网络相关专业技术人员，应熟练掌握系统集成维护、网络安全防护、数据处理、硬件维护等技术。

②配备 1 套主动健康管理平台软件系统。

③配备 1 套相关配套数据库存储系统，存储满足 3～5 年业务增长需求。应用及数据库有安全保障，数据有备份，满足相应等保要求。

④配备面向主动健康管理使用的网络专网及配套办公设备（包括但不限于电脑、打印机、音视频设备等）。

（3）运动健康部建设标准。

①建筑面积不小于 5 m²。

②应设置有健康教育区。

③至少配备 1 名康复医师或运动康复师。

④运动健康服务场所建筑面积不小于部门总建筑面积的 85%。

⑤医院公共场所和部门训练场所应配置无障碍设施，包括扶手、安全抓杆、无障碍卫生间、无障碍洗手池、无障碍坡道、无障碍门、低位服务设施、无障碍停车位等；提供轮椅借用服务；天花板、地板、墙壁及有关管线应便于安装和检修用于运动健康服务的医学设备、运动器械。

设有儿童运动健康部门的运动健康部，应设计适合儿童活动的运动健康场地，色彩设计、装饰应适合儿童的心理特点。

（4）营养膳食部建设标准。

①至少配备1名营养相关专业工作人员，应有进行人体测量等检测及放置营养治疗产品的区域，配备包括安装相应营养软件的计算机、身高体重计、握力器、皮褶厚度计、测量软尺、听诊器、血压计等仪器设备。

②治疗膳食配置室。应配备准备区、制作蒸煮区、食品库房、餐具消毒区、刷洗区、膳食分发区、管理办公室、统计室。

③肠内营养配制室。应分为刷洗消毒区、配制区及发放区；室内墙壁为白色瓷砖，地面耐磨、防滑、防静电；应配备各种配制容器、设备等。

④营养宣教室。配置有计算机、投影仪、食物模型、宣教资料等设备设施。

⑤第三方营养产品供应中心联络办公室。至少配备1名临床专业工作人员；应配备安装相应营养产品管理软件、常用办公软件的计算机及打印设备。

（5）心理健康部建设标准。

①至少配备1名工作人员，应是临床、心理治疗、健康管理专业或具有社会医学背景的复合型专业人才。

②配备相应的工作区，包括候诊区、接诊区、心理测量区、心理干预或治疗区（含个别心理治疗）、储存室和污物处理区等基本功能区域。其中，候诊区、储存室和污物处理区可与门诊其他部门共同使用。

③至少配备1名初级职称健康管理或临床专业执业医师；至少配备1名护士，具备一定精神医学知识和精神病科护理工作经验的初级及以上专业技术职务任职资格。

④至少设置1间普通诊室；至少设置1间专用心理治疗室，用于个别心理治疗；至少设置1间心理测量室。

⑤医疗机构能够开展心理治疗，房屋设施应包含沙盘治疗室、生物反馈治疗室、团体治疗室、催眠治疗室。

⑥至少配备1套心理测量系统（包括电脑和软件）、1台打印机；应配备急救设备，如心脏除颤器、简易呼吸器、抢救车（急救设备可与其他门诊科室共用）；应配备信息化设备，至少具备1台能够上网的电脑；建设有心理健康服务管理云平台（可以与上级主动健康中心共享）。

⑦规章制度至少包括诊疗质量规范控制、精神药品管理制度、突发事件应急预案、医患沟通制度、会诊制度、心理诊疗保密制度、医院感染控制及消毒隔离

制度、设备设施管理制度、患者登记和医疗文书书写记录管理制度、医务人员职业安全管理制度等。

（6）科学睡眠部建设标准。

①设置1名负责人，所有相关人员应已系统完成睡眠医学课程的学习。

②就诊治疗评估场所应包含治疗观察室、睡眠检查室、工娱活动室、临床晤谈区。

③应配备有符合开展睡眠就诊和治疗要求的仪器设备、医疗器械。所有仪器设备应有备案记录、使用流程及说明书，定点放置，专人管理，定期维护、检测、校正。

4.服务要求

（1）设置有专人负责的主动健康随访、健康教育与健康促进、科普、继续教育及科研等岗位。

（2）执行各类疾病主动健康管理诊疗指南、主动健康管理技术操作规范和临床路径，执行各类亚健康状态改善方案。

（3）依托主动健康管理服务的信息平台，遵循医疗相关数据保密规定，执行各级数据间的共享和流转流程。

（4）开展面向群众的慢性病、常见病、多发病的主动健康宣教工作，提高公民健康素养和主动健康管理能力。

（5）健康管理项目应在卫生行政部门审定的范围内开设。

六、主动健康服务规范与标准建设

主动健康服务规范与标准是保障公众享受主动健康服务权益的基础性工程，当前，主动健康服务尚没有全国统一的规范与标准，如何有效推进和规范主动健康服务是当前亟待解决的专业技术难题，出台主动健康服务规范与标准势在必行。

（一）规范标准编写的总体要求

（1）标准应符合国家有关法律法规要求。

（2）标准体系内的标准应优先采用国家标准、行业标准和地方标准。

（3）结合需要，制定企业标准，不断完善标准体系。

（4）标准体系内的规范应符合国家对服务标准的分类和编写要求。

（5）标准体系表编制应符合 GB/T 13016—2018《标准体系构建原则和要求》和 GB/T 13017—2018《企业标准体系表编制指南》。

（二）适用范围

主动健康中心服务规范规定了开展主动健康服务的服务对象、服务内容和服务流程，适用于已按照国家相关要求进行执业登记的医疗机构。

（三）规范性引用文件

编写主动健康中心服务规范需要引用其他标准，这些引用的标准同样适用于主动健康服务相关标准与规范。

GB/T 19488.1—2004《电子政务数据元 第 1 部分：设计和管理规范》。

GB/T 34285—2017《健身运动安全指南》。

WS 218—2002《卫生机构（组织）分类与代码》。

DB11/T 1238—2015《健康体检体征数据元规范》。

DB11/T 1290—2015《居民健康档案基本数据集》。

DB11/T 320—2017《公共卫生信息数据元属性与值域代码》。

（四）编写过程

《主动健康中心服务规范》（以下简称"《服务规范》"）作为一个标准化文件，是主动健康中心高标准建设的支撑和基础性工作。《服务规范》涉及的内容较为专业，没有专家学者的参与很难进行。因此，在进行《服务规范》编写之前，需要进行专业的走访调研和请教相关领域的专家，尤其是运动康复、睡眠医学、营养膳食、心理健康、健康管理等方面的专家学者。在组建起草团队时，已将上述这些领域的专家学者邀请进来。在自治区级主动健康中心试运行基础之上，起草团队结合已有的实践经验和前瞻性眼光及主动健康中心的定位要求，编写了《主动健康中心服务规范》。

《服务规范》主要规定了主动健康中心的服务对象、服务内容和服务要求，在服务内容中规定了五级主动健康中心不同级别的服务内容，做到层次化和差异化。《服务规范》拟定后，依托广西医学科学院·广西壮族自治区人民医院进行企业标准的申报和试运行。

经过一段时间的试运行，起草团队对该《服务规范》进行修订和改进。在试运行期间，自治区级主动健康中心的服务也得到了一定程度的改进，成为推广主动健康服务的窗口，得到上级卫生行政部门和服务对象的高度认可。

第三节　建设第三方独立健康服务机构

党的十九大报告指出，我国社会主要矛盾已经转化为人民日益增长的美好生活需要和不平衡不充分的发展之间的矛盾。在卫生健康领域，人民对高质量卫生健康服务的需求日益上升，而这与我国目前卫生健康领域发展不充分、不平衡的现状是相互矛盾的。为有效推进我国卫生健康事业的高质量发展，解决卫生健康领域发展不充分、不平衡的问题，需强调供给侧结构性改革，扩大卫生健康服务供给与提高卫生健康供给服务质量。人民健康是幸福生活的基础，也是民族昌盛、国家富强的重要标志。大健康时代的到来必然催生出适应大健康时代发展需要的新型卫生健康服务体系——主动健康服务体系。主动健康服务体系以满足人民群众日益多元化和高要求的健康需求为目标，融合全社会各类组织机构的优势资源，将与健康息息相关的生活、服务、保障、环境、产业等整合起来，变"被动医疗"为"主动健康"，为广大人民群众提供全方位、全周期的高效、优质的健康服务。

在构建主动健康服务体系的过程中应充分考虑上述内容，卫生健康服务供给除了要加强五级主动健康中心的建设与高质量发展，更需要建立与之配套的第三方独立健康服务机构，用于补充五级主动健康中心在院外的主动健康服务，扩大主动健康服务范围，提供更多的主动健康服务形式，更好地满足全人群、全方位、全生命周期的健康需求。

一、第三方独立健康服务机构是主动健康服务体系的重要组成部分

第三方独立健康服务机构，也称"独立健康服务机构"，是在传统的医疗卫生服务机构（尤其是指公立医院）体系外设立的、专注于提供健康服务、涵盖大健康产业方方面面的机构。

（一）打破服务时空限制，全方位提供主动健康服务

目前的医疗卫生服务体系主要是以医疗卫生服务机构为主，重点强调院前急救、院内诊治和院外康复。

院前急救包括在医疗机构外对危急重症患者进行救治、突发公共卫生事件紧急医疗救援和重大活动医疗保障等。随着经济社会的不断发展，生命至上的理念已深入人心，院前急救体系的建设越来越受到重视，但我国幅员辽阔，经济发展不平衡，院前急救网络建设布局不合理现象普遍存在，新建城区、农村地区的急救站点建设明显滞后，导致急救半径偏大、急救应答时间长等问题，影响急救效率。如南宁市的院前急救网点布局不均匀、不合理，造成部分偏远城区、县份出诊半径大甚至无急救网点，城乡的急救支援设施设备与城市相差较大。同时，院前急救也存在着硬件配备水平落后和急救人才缺失的双重困境。北京、海南等地的调研显示，上述地区的救护车数量未达到国家标准，车载急救设备的配备难以满足日常的院前急救需求。院前急救需要大量的专业人员，但目前大部分急救中心的人员编制配备没有明确规定，存在人员待遇低、工作风险大、晋升困难等问题。院前急救无论是在空间上还是在时间上都存在很大缺口，急需第三方独立健康服务机构作为补充。第三方独立健康服务机构可以突破体制内各种复杂因素的影响与制约，大胆地应用市场化运作形式作为我国院前急救的补充方式，打破急救中心无法到达偏远地区的空间限制，缓解急救中心服务半径过大、急救应答时间过长的问题，同时可以有效解决人员待遇、工资等方面的限制，更好地发挥出"急"与"救"的特点。

院内诊治方面，当前的医疗卫生服务机构在规模、就诊量和人才方面都存在着"倒三角形"问题，顶级医院或大型三级甲等医院存在着强烈的"虹吸"效应，导致基层留不住人才、留不住患者，而顶级医院或大型三级甲等医院"一号难求""一床难求"的现象普遍存在。患者在就医的过程中，往往因为"一号难求""一床难求"错过最佳的治疗时间，而基层医院往往又得不到患者及家属的信赖，最终还是造成患者的利益损失。顶级医院或大型三级甲等医院因为患者量较大、床位周转率较高、平均住院日较短，在患者还没有完全康复时，甚至是刚做完手术的第二天就会催促患者离院。在这种情况下，患者尚处于卧床状态，在回家的途中易发生不利情况。为有效解决患者久等和出院转运问题，急需第三方

独立健康服务机构承担候床和转运的服务。第三方独立健康服务机构拥有专业的健康护理人员与专业的转运设备，可以有效保证患者的前期病情照顾和后期转运安全。

院外康复是国家在大力推进的一项工作。医院无法提供长时间的康复治疗，而基层卫生服务机构的长时间康复治疗尚处于起步阶段，一些较为严重或需要长期卧床的患者基层卫生服务机构尚未能接收。第三方独立健康机构可以有效弥补医疗卫生服务机构在院外康复方面的不足，可通过打造专业化的康复中心，提供全方位的康复服务。

当前的医疗卫生服务机构资源分布过于集中，专家门诊时间较少，第三方独立健康服务机构可有效弥补医疗卫生服务机构在时间和空间上的不足，补充医疗卫生服务机构未能提供的医疗服务，为患者提供全方位的健康服务。

（二）突破医疗资源瓶颈，拓展主动健康优质服务链

当前我国的医疗卫生资源分布呈现出城乡分布不均、地区分布不均和优质医疗资源过于集中分布的特点。国家也在努力推进分级诊疗，通过建设区域医疗中心、医疗联合体来促进优质医疗资源均衡分布，并取得一定的效果。但在此过程中也出现一个矛盾的现象，即在加强县级医院建设、提高县级医院综合实力的同时，大型三级甲等医院也在不断加大规模、不断建设新院区、不断增加床位。人才和患者数量具有恒量的特点，并不是无限增长的，大型三级甲等医院的疯狂扩张势必会增强"虹吸"效应，基层卫生服务机构、县级医院如何才能留得住人才、留得住患者？在这种矛盾的情况下，如何推动优质医疗资源扩容和区域医疗资源的均衡发展是值得思考的问题。现阶段，在我国单纯地只依靠公立医院就实现人人享受优质健康服务是一种过于理想的探索。我国尚处于经济发展不充分阶段，健康市场刚刚起步，需要更多的健康企业去推动大健康产业的发展，第三方独立健康服务机构将会是大健康产业的重要组成部分和主要经济主体，对于激活大健康产业，发挥市场竞争优势，促进市场交易双方信息对称具有重要作用。

2021 年 1 月，《国务院应对新型冠状病毒感染肺炎疫情联防联控机制关于进一步做好当前新冠肺炎疫情防控工作的通知》发布，其中写到"要加强质量控制，做好核酸检测试剂质量监督评估，组建专业采样队伍，推进采样环节和流通标准化、信息化，加强第三方检测机构管理，制定核酸检测组织工作预案，加强

人员统一培训,提高检测效率和质量"。第三方检测机构也是第三方独立健康服务机构。在疫情防控期间的核酸检测工作中,第三方检测机构发挥了重要作用,在公立医院检测能力受限时,第三方检测机构能够快速调整内部结构,加入核酸检测之中,对于抗击新冠疫情和保卫人民生命健康做出了重要贡献。

医养结合是目前养老行业重点推行的一种新型养老模式。在当前医疗资源紧张、公立医院医疗资源明显供不应求的情况下,如何高效开展医养结合项目是亟待解决的问题。养老问题是今后我国面临的较大的民生问题,现在的医疗服务机构无法有效支撑医养结合的养老模式,老年人只有"养"而没有"医"。第三方独立健康服务机构,可有效打破公立医院在医养结合模式中"医"所面临的各种问题,突破体制所带来的各种桎梏,较为灵活地处理"医"的问题,使得医养结合能够真正落地。第三方独立健康服务机构可有效突破医疗资源瓶颈,活跃医疗健康市场,为人民群众提供更多优质服务。

(三)活跃健康产业市场,引领健康经济发展新篇章

《"十四五"国民健康规划》提出,到 2025 年健康服务业总规模"大于 11.5 万亿元"的目标,并部署"做优做强健康产业"的工作任务。《"健康中国 2030"规划纲要》指出,我国 2030 年大健康产业规模将达到 16 万亿元,市场正在迎来前所未有的发展契机。此纲要是推进健康中国建设的宏伟蓝图和行动纲领,其中许多战略规划和政策都集中在大健康产业和保健食品行业,第三方独立健康服务机构将会有巨大的发展前景。《"健康中国 2030"规划纲要》不仅提出"推进全民健康生活方式行动,强化家庭和高危个体健康生活方式指导及干预,开展健康体重、健康口腔、健康骨骼等专项行动,到 2030 年基本实现以县(市、区)为单位全覆盖",还明确"完善食品安全标准体系,实现食品安全标准与国际标准接轨""积极促进健康与养老、旅游、互联网、健身休闲、食品融合,催生健康新产业、新业态、新模式。探索推进可穿戴设备、智能健康电子产品和健康医疗移动应用服务等发展"。第三方独立健康服务机构作为大健康产业的重要经济主体,在大健康产业发展中发挥着重要作用。营养食品、可穿戴设备、智能医疗器械及高端健康管理等都是第三方独立健康服务机构的重要经营和研究内容。

2022 年末,我国 60 岁以上人口数量达 28004 万,占全国人口总数的 19.8%,65 岁以上人口占比达 14.9%。《中国老龄产业发展报告(2021—2022)》预测显

示，到 2050 年，我国 60 岁以上老年人口的消费市场规模将增长至 106 万亿元，GDP 的占比将增长至 33%，我国将成为全球老龄产业市场潜力最大的国家。完善养老服务供给体系，一方面要构建居家养老、社区养老、机构养老、医养结合等多元化养老服务模式；另一方面要应用智慧技术，推出一批技术可靠、经济适用的智慧应用场景，推动智慧养老和智慧健康消费。第三方独立健康服务机构拥有较为雄厚的资本、先进的管理理念和技术优势，在智能制造领域拥有较强的成果转化能力，对于活跃健康市场、引领大健康产业发展具有很强的带动示范作用。

二、整合优势资源，推动第三方独立健康服务机构向纵深发展

当前，广西民族大健康产业发展是推动全区经济高质量增长的新机遇，民族健康产业发展要以增进人民福祉为出发点，发挥市场在资源配置中的基础性作用，挖掘民族特色优势、资源优势和区位优势，汇集特色资源，创新发展模式，加快形成以健康医疗、健康养老、健康旅游为核心的大健康产业体系，辐射带动健康医药、健康食品、健康运动等第三方独立健康服务机构的发展。

（一）挖掘优势资源，夯实发展根基

政策优势突出。广西同时享受西部大开发和少数民族地区优惠政策。随着北部湾经济区开放开发成为国家战略，防城港国际医学开放试验区稳步推进建设，广西拥有大健康产业发展优越的政策条件。

自然资源得天独厚。广西森林覆盖率高，空气质量优良天数和主要河流水质达标率保持在全国前列，适合老年人居住。广西药用资源十分丰富，约占全国药用植物资源的三分之一，海洋生物资源和少数民族医药资源尤为丰富，是我国的"天然药库""生物资源基因库""中药材之乡"。广西地处华南经济圈、西南经济圈和东盟经济圈的结合部，通江达海，面向东盟，毗邻粤港澳大湾区，背靠中南、西南，交通便利，为大健康产业、第三方独立健康服务机构的发展提供了良好的基础条件。

长寿品牌资源独具特色。广西是享誉全国、在世界上有影响力的"长寿之乡"。截至 2021 年底，在全国 90 个"中国长寿之乡"中，广西占 35 个，占比高达 38.9%。

广西优质的健康资源为发展以第三方独立健康服务机构为核心的大健康产业提供了扎实的根基。

（二）摸查现有基础，立足发展实际

健康养老产业是未来第三方独立健康服务机构发展的重要内容，而广西医疗健康服务水平和养老服务水平均低于全国平均水平。2016 年，全国养老服务机构总数约为 15 万个，而广西的养老服务机构数约为 2000 个，仅占全国的 1.33%；全国每千人拥有养老床位 45.5 张，而全区约为 20 张，还不到全国水平的一半。

健康食品产业同样是未来第三方独立健康服务机构重点发展的方向。2017—2019 年，广西在健康食品和生物医药研发产业方面总投资达到 243.59 亿元，用于健康长寿食品、保健品的开发和发展生物医药、中医药壮瑶医药产业。广西的健康食品产业虽然处于全国较低水平，但具有相应的特色，特别是在养生健康长寿产业和生物产业中处于快速发展阶段，增长速度高于全国平均水平。广西养生健康长寿产业成为广西特色优势和战略性新兴产业的领头羊。

以长寿村为依托的巴马旅游产业、北部湾旅游产业和桂东（梧贺）健康旅游产业群已成为广西发展健康旅游产业的支柱，并提出"世界健康旅游目的地"的定位。健康休闲运动产业在广西迅速发展，2017—2019 年广西用于健康休闲运动产业的总投资达到 152.62 亿元。

广西具有发展第三方独立健康服务机构和大规模发展大健康产业的现实基础，前期的发展积淀将会是大健康产业飞速发展的重要支撑。

（三）放眼未来趋势，展望发展前景

第三方独立健康服务机构的发展要立足国家政策导向，符合大健康市场的发展趋势，满足人民对健康产品的需求。第三方独立健康服务机构以人民的健康需求为导向，采用市场化运作的形式，与公立医疗服务机构相辅相成，共同为全人群、全方位、全生命周期提供优质健康服务，这也是主动健康服务体系的核心所在。

结合构建主动健康服务体系和大健康产业发展趋势，未来第三方独立健康服务机构的发展方向更为广阔，不能局限于第三方检测机构、康复机构和养老机构等。要突出发展健康养老产业；大力发展居家和社区养老，积极推动发展第三方独立健康服务机构向规模化、连锁化、品牌化发展；深入推进医养结合，支持有条件的第三方独立健康服务机构在创办养老机构的时候申办医疗服务机构，同时鼓励医疗卫生服务机构与第三方独立健康服务机构合作创办老年病医院、老年康复医院等；依托生态资源，打造一批集休闲养生、健康养老、生态疗养、中医保健为一体的特色养生养老小镇；积极探索"互联网＋智慧社区"养老服务新模式，依托 AI、大数据和 5G 等新一代信息技术，加大智能终端设备、软件产品和系统集成技术产品创新研发力度，建立老年人动态监测机制，整合信息资源，实现信息共享，通过互联网、物联网，实现对老年人的全方位监护；突出发展健康食品产业。第三方独立健康服务机构不仅要着力发展营养膳食服务，针对不同的患者配备不同的营养膳食，更要发展以有机食品为主的特色健康食品原料生产，大力发展粮油食品深加工技术，开发具有特色的绿色、营养、功能性茶类和果蔬类高端产品。

第三方独立健康服务机构还可以将健康运动产业、健康管理产业作为重点发展方向，积极引进国内外知名专业健康管理机构，大力发展以健康信息档案、健康监测、健康干预、健康保险等为主的健康管理产业；充分利用互联网、云计算、大数据、物联网、电子商务等新技术，开发智慧健康、3D 体检等智慧健康应用系统，提供主动感知人体健康的服务和产品。

三、第三方独立健康服务机构的探索实践

当前的第三方独立健康服务机构包括医学检验实验室、医学影像诊断中心、病理诊断中心、血液透析中心、安宁疗护中心、消毒供应中心、中小型眼科医院、健康体检、康复医疗中心、护理中心等 10 类，还未拓展到大健康产业的其他方面，比如营养膳食制作配送中心、运动康复理疗中心、养老服务中心等。

当前，第三方独立健康服务机构的运营模式主要有以下三种：一是集团化、连锁化发展；二是与区域内二级以上综合医院建立协作关系，既可为第三方独立健康服务机构的发展提供技术和人才支持，又能以强大的医疗服务能力为第三方独立健康服务机构的患者安全保驾护航，更能对第三方独立健康服务机构的医疗质量和服务能力进行监督，一举三得；三是为区域内基层医疗机构提供服务，既符合国家推进分级诊疗的改革要求，又能引入社会资源，缓解基层医疗机构专业人员短缺的困境，二者相辅相成，共同服务民生。

第四节　构建主动健康连续服务模式

一、主动健康连续服务模式概述

（一）主动健康连续服务模式概念及内涵

主动健康服务体系是在新时代背景下迎合人民群众健康需要，在现有的医疗卫生服务体系的基础上扬弃发展而来的，是主动健康模式下的新型健康服务体系。主动健康连续服务模式的概念与内涵也是在医疗卫生连续性服务模式的概念及内涵的基础之上，吸取医疗卫生连续性服务模式的发展历史经验，结合未来医学发展方向而确定的。

1. 概念

主动健康连续服务模式是指以提高全人群健康素养为核心，整合与健康相关的环境、生物、科技等信息，通过 AI、物联网、大数据等先进的信息化手段，连接提供主动健康服务的机构组织，打破时空限制，为全人群、全方位、全生命周期提供连续性主动健康服务。

2. 内涵

主动健康连续服务模式具体内涵包括四点。一是信息的连续性。主动健康连续服务模式是以第四类范式数据密集型科学发现为研究方式与基础的，通过大数据、区块链、AI、5G、物联网等先进的信息化手段，构建以大数据和物联网为基础的健康管理服务云平台，对人体健康数据进行全方位的抓取、整合、分析和预测，形成人体数字画像。二是时间的连续性。主动健康服务体系以五级主动健康中心为核心，建立层次分明的五级连续性服务网络，上下联动。信息的共享是五级主动健康中心上下联动的核心和重要推手。每一级主动健康中心都可以看到服务对象的人体数字画像，可以较为清楚地分辨出服务对象适合哪一级主动健康中心。三是地理的连续性。主动健康服务体系不仅包含五级主动健康中心，同时也包含广义的第三方独立健康服务机构。主动健康服务的提供方不只有主动健康中心，还有第三方独立健康服务机构。第三方独立健康服务机构可以深入基层，有助于解决基层问题，打破了地理上的限制。四是人际关系的连续性。患者是跟着医生走的，患者与医生之间的信任关系是人际关系连续性的基础。五级主动健康中心之间，上级机构具有指导下级机构的责任、接收下级机构进修学习的义务，同时上级机构也有换位沉底的责任，要定期到下级机构进行指导，由此建立起上下级机构间人际关系的连续性。

（二）主动健康连续服务是服务模式的新发展方向

主动健康连续服务模式在满足上述四个内涵要求之外，作为新时代的发展方向，同时具备以下特点。

第一，承担主动健康连续性服务的五级主动健康中心的定位完全明晰。在进行最初的机构设定的时候，五级主动健康中心在规模、设备、人员、场地、组织架构、规章制度、提供服务种类等方面都作出了具体的规定与要求，每一级主动健康中心的服务范围与服务手段都得到了规范，杜绝出现争夺服务对象的现象。

第二，五级主动健康中心的经济利益是可以得到保证的。五级主动健康中心承担着主动健康服务体系中基础设施的建设责任和指导作用，其中信息系统与人才培养由一级和二级主动健康中心承担，一级和二级主动健康中心的建设经费需得到保证。主动健康中心的经费来源于所依托的各级人民医院。各级人民医院是国家卫生机构体系中的重要支撑，且在人民群众中有较好的印象。主动健康中心会将医院逐步转变为主动健康医院，医院经济收入将不再依靠药品和检查来保障，更多来自医务人员的服务。服务收入属于个人所创造的收入，对于医务人员的绩效分配具有积极作用。

第三，主动健康服务体系得到了政府的大力肯定与推动，两次被写入广西壮族自治区人民政府的工作报告。全区上下努力推进主动健康服务体系，在设计之初就吸取医疗卫生服务体系的各种经验，在推行之初就已经制定严格的约束机制和监督机制，并配套相应的激励机制。

主动健康连续服务模式是卫生健康服务模式的新发展，是为全人群、全方位、全生命周期提供连续性服务的保障。

二、构建主动健康连续服务模式的探索

医疗业务和临床信息是由"人"和"时间"两个因素交织而成的。"人"是指就诊患者基本信息，所有的医疗业务与临床数据都和患者唯一索引关联；"时

间"是指患者每次的就诊行为，一次就诊对应一个就诊流水号。广西壮族自治区人民医院先试先行，围绕四个内涵要求积极探索构建主动健康连续服务模式。

医院在"3+1+2"主动健康信息平台的基础上，率先联合院内健康管理中心、睡眠医学科、康复科、营养科、中医科、精神心理科等科室打造"5+1"主动健康 APP。截至 2023 年 7 月，APP 共接入用户 27.6 万人，打破时间、空间限制，用户可以通过手机 APP 随时随地享受主动健康服务。医院将内分泌代谢科等 19 个相关临床一线科室成立健康管理门诊，将被动医疗转变为主动健康服务。同时，医院在全国范围内率先探索"六化"（专业化、标准化、规范化、系统化、信息化、精准化）科普基地建设。2020—2022 年，医院累计推送 355 篇科普文章，向人民群众普及健康知识，单篇科普文章最高阅读量突破 8 万次；在视频号、抖音号《有医说医》栏目发布 119 条科普视频；173 篇/条科普文章/视频被国家级或自治区级主流媒体转载、刊发，其中被新华社采用的科普视频最高点击量达 226.3 万。各项举措极大提高了服务人群的健康素养和健康主观能动性。

医院积极探索主动健康服务体系，建设横纵结合的连续性服务机构；成立主动健康服务中心，并且召开主动健康服务体系推进会，邀请市级和县（市、区）级人民医院、乡镇卫生院、村卫生室进行主动健康服务体系的探索构建，提出依托自治区人民医院、市级人民医院、县（市、区）级人民医院、乡镇卫生院和村卫生室构建五级主动健康中心，并结合当前国家重点推行的医联体建设，引入医联体建设思维，将医联体转变成健联体，形成能上能下的主动健康服务格局；编写五级主动健康中心设置方案和五级主动健康中心服务规范标准，指导五级主动健康中心的建立与服务开展；积极发展第三方独立健康服务机构，建设营养膳食制作与配送中心，延伸院外服务，并与华为公司签订合作协议，就智能可穿戴设备进行共同研究，拓展院外的健康信息采集与健康预警服务。健联体的纵向连续加上第三方独立健康服务机构的横向连续，共同构成了主动健康服务连续性服务机构。

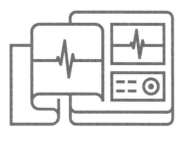

第五章

主动健康服务监管体系

第一节　主动健康服务监管体系概述

一、主动健康服务监管体系的概念

主动健康服务监管体系是指在从事主动健康服务的各个环节中，由立法所确立的为实现监管目标而对提供主动健康服务的主体及其行为实施制约的组织体系和作用机制的总和。

主动健康服务的监管目标能否实现和监管效率的高低均与监管体系密切相关。主动健康服务监管体系主要涵盖两方面内容：一为主动健康服务组织体系，即由哪些主体共同承担监管职能，一般包括政府、非政府组织及微观市场主体等；二为主动健康服务多元主体相互间的作用关系，每个主体在监管体系整体中的定位及其职责划分等。一般主动健康服务的监管逻辑是主动健康服务供应方与需求方就服务内容达成协议，双方按照约定内容行使权利、履行义务，政府作为中立第三方依法对协议双方履行监督管理职责。

二、主动健康服务监管体系的构成

党的二十大报告强调，要"推进健康中国建设""把保障人民健康放在优先发展的战略位置，完善人民健康促进政策"。主动健康服务成为保障人民生命健康的新热点。随着大量监管政策的问世及实施，一个将监管理念、原则和手段融于一体的监管新政时代已然到来。这就要求政府必须提升监管能力，优化服务环境，维护主动健康服务市场秩序，在激发市场活力的同时最大限度地保障服务对象权益。

一般认为，主动健康服务的监管模式、监管功能与原则、监管方式与内容是构成主动健康服务监管体系的主要内容。

第二节　主动健康服务监管模式

当前，国内外主动健康管理服务的模式和机制尚未健全，与之配套的监管模式仍处于探索阶段。与此同时，基于大数据、物联网、AI、5G 等新一代信息技术衍生而来的主动健康智能行为干预技术、服务、产品等层出不穷，日新月异，给监管工作带来了不小的挑战。在本节中，本书编写团队基于主动健康服务发展实践和国内卫生监督工作实际，尝试对主动健康服务监管模式进行理论设计，提出主动健康服务"三全"（全过程、全主体、全要素）监管模式，以期为建立健全科学有效的主动健康服务监管体系提供参考。

一、主动健康服务"全过程"监管模式

对主动健康服务的"全过程"监管，涉及事前监管、事中监管和事后监管，不同环节各有侧重，共同促成闭环管理。

事前监管，以职责界定、立法建制、准入控制、提醒告诫为重点，目的在于做到"四个明确"：一是明确负有监管义务或拥有监管权力的各主体的职责范围，推动建立不同主体各司其职、各尽其能的工作格局；二是明确监管工作可依据的法律法规、政策文件、工作制度等，使监管工作有法可依、有规可据；三是明确主动健康服务市场准入的硬性规定和"负面清单"，通过审批备案严格把关进入主动健康服务领域的有关主体；四是明确不同类型主体在提供主动健康服务过程中的潜在风险点，通过分类提醒告诫前移监管关口，减少问题发生的可能性。

事中监管，以实时监测、智能预警、有效干预为重点，目的在于及时发现问题并进行处置，避免事态扩大化。事中监管难度较大，对监管工作的信息化建设提出了更高要求。如今，不少省市的卫生监督部门纷纷上线"智慧卫监"系统，推动了卫生健康行业监督管理的信息化、实时化、可视化发展，为主动健康服务的智慧化事中监管打下了良好基础。

事后监管，以检查评估、激励惩戒为重点，目的在于对已经发生的问题进行追责和处罚，形成威慑作用。

二、主动健康服务"全主体"监管模式

主动健康是一个涉及面很广的新兴领域，负有监管义务或拥有监管权力的五大主体包括政府、卫生监督部门、行业协会、主动健康服务机构、社会公众。为形成监管合力，实现全面监管，须联动有关主体共同完善协调机制，构建"五位一体"的"全主体"监管格局。

在构建"全主体"监管模式的过程中，必须坚持政府的主导地位不动摇，做好立法建制、职责划分等顶层设计，并通过"放管服"改革合理界定各级政府、卫生监督部门、行业协会、主动健康服务机构、社会公众在综合监管中的角色定位，以及相应的法律责任和权利义务关系，推动各监管主体明责尽责、优势互补，减少因职能交叉而出现的职责不清、效率低下等问题，最终形成政府主导、卫生监督部门主要监管、主动健康服务机构主体自治、行业协会诚信自律、社会公众共同参与的多元共治监管格局。

三、主动健康服务"全要素"监管模式

卫生健康服务的要素，包括服务提供者、服务接受者、服务组织、服务产品、服务技术等。与传统健康服务业相比，包含主动健康服务在内的新型健康服务业所提供的服务呈现出更强的整合性和灵活性，各要素处于动态变化过程，更具规模化、集约化、集聚化特点，并呈现出网络化、碎片化发展趋势，服务边界突破了传统监管模式。

在这一背景之下，探索如何将法律法规、政策文件、监管机制、工作制度、先进技术等监管"钢索"编织成一张严密的监管网络，以"大监管"协同之"智"，担纲"全要素"高效之"治"，是学界和业界需共同面对的重要课题。当下，不少省市紧紧抓住数字赋能这一"牛鼻子"，通过智慧化监管手段和监管平台促进信息协同共享机制建设，为主动健康服务实现"全要素"监管提供了有益的实践范例。

第三节　主动健康服务监管功能与原则

一、主动健康服务监管功能

主动健康服务在健康服务业的基础上整合传统医疗卫生，以促进全民健康和实现更高健康需求为前提，以居民健康需求为导向，以互联网、云计算、大数据等新一代信息技术为依托，更加聚焦于健康互联网应用服务、健康医疗旅游、个性化健康管理、健康养老等，逐渐向着覆盖更广、产业链更完整的方向发展，从而实现从生理到心理，从医疗、预防保健、康复到健康管理与促进全类别、全生命周期的健康服务。当前，全方位、全过程的主动健康服务模式不断推进，各类新技术、新主体、新业态快速发展，开放性和复杂性不断提高，日益复杂多元的各类主体不断涌入医疗卫生行业，给新形势下有效监管主动健康服务带来了重大挑战。

医疗卫生行业综合监管是政府和社会各方依法采取多种形式，全面加强医疗卫生行业管理和执法，规范医疗卫生服务提供，维护人民群众健康权益的治理方式。建立严格规范的医疗卫生行业综合监管制度，是全面建立中国特色基本医疗卫生制度的重要内容，是提高全民健康水平、促进医疗卫生事业持续健康发展的重要手段，是推进医疗卫生行业治理体系和治理能力现代化的重要标志。主动健康服务监管作为医疗卫生行业综合监管的一部分，在新形势的挑战下，其监管体系必须覆盖主动健康服务领域中的各类行业形态、服务过程的各个环节和各类要素，以及各类所有制、各类投资主体、各类经营性质服务的提供主体。这一监管体系要求的是不同领域和不同议题上政策间的高度融合，是各相关政府部门和机构间的高度协同，以及各类监管方式和监管工具的综合使用。

有效的主动健康服务监管体系是通过纵向和横向整合，进一步建立健全以公民需求为导向的主动健康服务监管职能部门合作机制，改变政府一家独大的监管模式，实现政府监督、自我监管、社会监管的多元化共治。通过引入外部评价等使提供服务的机构之间形成竞争，营造良好的外部监管环境，促进主动健康服务质量的提升；通过全行业、全要素、全流程和全方位的管理与监督，将规范与约束所有参与主动健康服务的机构与从业人员的行为，使主动健康服务监管的过程更多体现到提高人民健康水平、促进社会和谐、促进社会发展上来，从而达到优化医疗卫生服务模式、维护公众健康权益的目的；通过统筹运用行政、法律、经济和信息等多种手段，回应基本健康需要和多元健康需要，提高监管能力和水平，为实施健康中国战略，全方位、全周期保障人民健康提供有力支撑。

二、主动健康服务监管原则

主动健康服务监管体系应以习近平新时代中国特色社会主义思想为指导，坚持以人民健康为中心的发展思想，围绕保障公众健康权益这一共同目标，各组成部分依法清晰界定各自法律地位和相关的权利义务关系，以构建各类主体通过有效共治实现共建共享的新型治理模式。主动健康服务监管体系坚持"政府主导，协同共治；依法监管，前瞻治理；刚柔并济，以人为本；信息监管，定期督察"的原则。

1. 政府主导，协同共治

为适应医疗卫生领域的开放性、复杂性和动态性，主动健康服务监管体系需坚持政府的主导地位不动摇，明确政府的责任，同时强调多部门多领域合作、社会各主体共同参与的协同治理思想。政府各部门间分工协作各尽其责，涉及主动健康服务监管的部门要建立沟通和协调机制，针对主动健康服务监管中出现的新问题及时发现、尽早解决；政府与专业机构、社会组织之间也要协同合作，使学会、协会充分发挥其在行业中的桥梁、沟通和规范作用。

2. 依法监管，前瞻治理

政府不应直接干预主动健康服务利益相关方的行为，而应通过政策法律制定、规范制定、标准和指南制定实施、质量和安全领域的监督等监管行为为主动健康服务供给统一规范，针对出现的问题列出负面清单。在强调提供方（医疗卫生服务机构等）是主动健康服务最主要的责任主体的同时，还需要特别强调通过机构自治和行业自律（如机构内或行业内的质量管理体系和风险管理体系）来提高风险识别能力和管理水平，主动降低和消解影响民众健康权益的不良事件，建立风险预警和评估机制，形成统一的主动健康服务质量、安全和费用风险监测评估网络，实现由直接管控向底线式监管转变，树立底线意识，并通过法律法规政策加以规制。

3. 刚柔并济，以人为本

主动健康的本质目的是实现人的全面发展，对主动健康服务的监管也应该体现"以人民为中心"的理念，以追求社会公共利益为基本目标，时刻坚持"以人为本"，不断提高科学监管能力、依法行政能力，着力解决人民群众最关心、最直接、最现实的利益问题，充分体现健康领域治理所必须遵从的人民性原则。在做到监管主体多元化的同时，也要做到手段多样化，打破传统单一的惩戒性监管，以形式多样、程度各异的监管手段来适应不同情境下对不同主体的监管。为了解决监督与管理不协调的问题，应进行全行业、全要素、全流程和全方位的管理与监督，规范与约束所有参与主动健康服务的机构和从业人员的行为。

4. 信息监管，定期督察

鉴于信息要素在主动健康服务领域中的重要地位，以及医疗行业信息不对称的特点，在主动健康服务监管中应注重信息监管原则。依托信息技术杠杆和大数据思维，灵活运用技术新工具与新手段，通过信息归集、信息共享、信息披露与公示等方式，掌握主动健康发展特点，找准监管难点、热点，强化监管基础。具体而言，完善主动健康信息管理平台、主动健康服务管理平台等，形成标准化的数据交换规范，使现有信息资源和网络设施尽其所用，争取早日实现健康管理、健康促进、心理健康等信息的充分流通与共享。主动健康全行业监管最重要的监管主体是属地政府，但由于中央政府与地方政府之间的信息不对称导致的"上有政策下有对策"的现象普遍存在。为了提高综合监管制度的权威性、有效性和公正性，需要通过行政督察等方式来评价政府分管领导的责任落实情况、省（自治区、直辖市）有关部门综合监管职责的履行情况，监管部门要承担组织、指挥、制定方案、上传下达等职责，同时，督察机制还应包括统筹协调、联动、信息共享等功能。

第四节　主动健康服务监管方式与内容

一、主动健康服务监管方式

1. 健全监管机制

当前，主动健康发展势头不断向好，新技术、新设备层出不穷，相比之下，保障和规范主动健康服务正常运行的监管机制尚不能满足其发展需要。因此，要建立健全主动健康服务综合监管协同机制，加强组织领导，建立责任清单，各部门各司其职，统筹推进工作，确保主动健康服务合法合规、有质有效；要建立健全重大事项处置机制，加强主动健康服务内容监管，及时反馈、处置预警问题，依法依规处理医疗卫生行业监管政策落实不到位或严重问题；要建立健全责任追究机制，严肃追究责任监管不力、执法不严、滥用职权、玩忽职守的监管人员，积极营造风清气正的主动健康服务环境。

2. 丰富监管手段

（1）风险监管。主动健康服务工作落实过程极易受各方面因素影响而产生一系列风险。一旦风险爆发，势必会导致健康服务质量不佳，或是影响主动健康服务机构发展。基于此，主动健康服务监管应实行风险监管，旨在对日常管理和健康服务中的潜在风险提前预测并拟定预防措施，有效将风险降到最低，提高服务质量。卫生监督部门应以问题为导向，聚焦医疗机构操作规范、执业行为、医德医风等方面，定期开展质量评估、监督检查，按照有关规章制度及标准进行主动健康服务风险信息综合分析评估，并采取相对应的干预防范措施，力求及时规避低风险，有效控制高风险。

（2）智能化监管。在健康中国战略目标和健康科技创新蓬勃发展的背景下，智慧类健康服务被提升到新的高度，依托大数据、物联网、区块链等信息技术新兴而起的主动健康医学模式便是其中的有效尝试。信息技术不仅是顺应知识经济时代潮流，提高卫生服务质量和效率的有效途径，也是提高医疗科学管理水平、监管效能的重要手段。因此，可以通过信息化技术手段对主动健康服务行为进行实时动态跟踪和监测分析，实现全过程智能监管。同时，通过信息平台实现监管数据互联互通，多方协同管理，形成智慧、安全和联动等全链条的主动健康服务监管生态群，进而提升监管精准化、智能化水平。

（3）信用监管。信者，人之本，业之基。信用是形成良好医疗服务环境和市场秩序的基石，信用监管有利于推动健康服务主体自我约束，促进行业规范，进一步营造诚信行医、诚信服务的良好氛围。基于此，卫生监督部门应积极探索构建事前信用承诺与诚信教育、事中信用分级监管、事后信用惩戒的新型监管模式，提高主动健康服务机构和行业协会诚信意识，结合主动健康服务主体依法执业自查结果、信用评价结果、既往监督检查、投诉举报等情况，建立信用档案，对守信者坚持自律为主、监管为辅的原则，对失信者则采取提醒约谈、失信信息公示、记录诚信档案等多种惩戒方式，加大信用监管力度。

3. 提升监管能力

医疗服务具有技术复杂和高度分工的行业特点，监管要求高、范围广。主动健康作为一种新型的医疗服务模式，其监管难度更是超过了众多服务领域，因此提升主动健康服务监管人员的能力素质是推动监管行之有效的关键一环。当前，主动健康服务监管的人才培养机制尚未健全，监管专职人才数量也不容乐观。可以着力建设复合型监管队伍，通过专业化培训、不定期开展政策法规培训、管理人才流动、完善人才培养方案等加强监管人员业务能力培养，提升主动健康服务监管法治化、规范化、专业化水平。

4. 加强社会监督

（1）实施信息公开。信息公开是现代监管体系的基本要素之一，有助于改变信息不对称可能导致的需求诱导、过度诊疗等问题。主动健康服务机构和行业协会应依法向患者公开医疗过程、医疗费用等诊疗信息，向社会公告医院性质、规模、人员、诊疗水平等信息，自觉接受政府监管和社会监督，保障公众知情权和监督权，营造公开透明的就医环境。

（2）畅通投诉渠道。社会公众作为主动健康服务的受众者，有权对不良或违法违规的服务行为进行质疑和投诉举报。为保护公众主动健康服务的合法权益，应进一步完善投诉机制，畅通举报途径，规范线索处理程序；同时，应依法查办举报投诉中反馈的违法线索，做到有报必查、查必有果。

（3）开展群众满意度调查。第三方满意度是患者及其家属对医疗卫生行业健康服务的实际感知质量与预期对比的评价，是全面了解医疗服务质量、医德医风等情况的重要尺度。借助第三方满意度调查测评，能够在最短时间通过市场调查，准确了解当前主动健康服务过程中所面临的痛点难点，及时找出原因并解决问题，推进医疗机构、行业协会改革，不断满足公众对主动健康保障的需求。

二、主动健康服务监管内容

1. 执业资质

主动健康服务机构是依法执业、医疗质量和安全管理的第一责任主体，加大对执业资质的监管力度，才能进一步保障医疗服务安全、有效、有序开展。为规范市场准入，维护市场秩序，可以对从事主动健康服务的医疗机构进行资质认证，包括执业许可证的有效性和真实性、登记事项情况等；对从事主动健康服务的人员进行执业资质、执业注册及执业范围认证监管，确保其具备提供安全有效健康服务的专业知识和技能。

2. 服务行为

医疗卫生机构监督法律的首要作用是规范医疗机构的执业行为，确保医疗卫生机构在执业时符合一定的标准和质量要求，具体包括医疗卫生机构严格执行医疗技术操作规范和诊疗常规情况，因病施治、合理检查、合理用药情况，医疗服务价格管理情况，医务人员使用管理情况等。同时，严肃查处违法违规和违反医德医风的执业行为，如查处医疗机构或医务人员宣讲虚假医疗和健康养生知识、推销药品等欺诈行为，查处医药购销领域商业贿赂、医疗机构乱收费等违法牟利行为。

3. 信息安全

主动健康对个体全方位、全周期的健康管理依赖于个人健康数据信息的收集、分析和共享。随着主动健康的高速发展，大量包含隐私的健康数据泄露问题也随之而来。基于此，要加强对个人健康信息的监管，保护个人隐私安全，同时要对个人全流程健康数据信息进行存储，确保诊疗服务数据的安全性、真实性、完整性、溯源性。

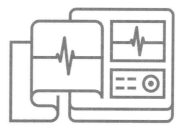

第六章

主动健康服务评价体系

第一节　主动健康服务评价体系概述

随着人们对健康的重视程度不断提高，越来越多的个人、企业和机构开始关注主动健康服务。然而，在实施主动健康服务时，如何确保其质量和有效性成为一个重要的挑战。为解决这个问题，建立一个科学合理的主动健康服务评价体系至关重要。建立完善的主动健康服务评价体系对于推进主动健康中心建设、优化资源配置、提升医护人员素质、推广先进经验及提升患者满意度具有重要意义。

一、构建主动健康服务评价体系的目的及意义

（一）构建主动健康服务评价体系的目的

（1）评估主动健康中心开展主动健康服务的水平，为提高服务质量和效果提供依据。

（2）明确各级主动健康中心的定位与功能，提高服务的针对性和有效性。

（3）查找、分析建设中遇到的困难与问题，督促主动健康中心按进度推进工作，保障主动健康服务体系的顺利运行。

（4）了解用户需求和服务状况，并据此合理调整资源配置，提高资源利用率。

（5）加强管理，规范流程、标准操作、数据采集等，并为决策提供科学依据。

（二）构建主动健康服务评价体系的意义

（1）促进服务质量不断改进。通过建立相应指标体系和评估方法对主动健康服务进行全面、系统的评价，能够及时发现问题和不足之处，并加以改进。

（2）保障用户权益。主动健康服务评价体系能够客观、公正地衡量服务机构或从业者所提供的服务质量，从而保障用户权益。

（3）推动行业规范化发展。建立科学合理的主动健康服务评价体系可以促进行业规范化发展，提高整个行业的信誉度和竞争力。

（4）促进主动健康服务市场的发展。建立科学合理的主动健康服务评价体系，可为消费者选择优质的健康服务提供依据，从而促进主动健康服务市场的发展。

（5）提升患者满意度。评价体系有助于医院更好地了解患者需求和反馈，不断优化服务质量和效果，提升患者满意度。

二、主动健康服务评价体系存在的问题与改进方法

（一）缺乏标准化评估指标

缺乏标准化评估指标是主动健康服务评价体系存在的一个重要问题。当前，主动健康服务所涉及的评价指标和标准尚未得到充分的研究和制定，导致不同机构和个人对主动健康服务质量的认知与评价存在差异。这种差异可能源于不同地区、不同文化背景、不同行业等多种因素，在实践中造成了诸多困扰。在现有的主动健康服务评价指标中，往往只关注某些特定方面，例如医疗保健、饮食、运动等，而缺少对个人综合健康状况的全面评估。这种局限性使得目前的评价指标难以反映出主动健康服务的真实情况，并且可能导致一些误判和失误。为解决这些问题，应从整体上建立一个完善的主动健康服务评价体系，并制定统一的标准化评估指标，以更好地促进各方面共同合作，加强对主动健康服务质量的监督和管理。同时，也可以提高用户对主动健康服务评价的信任度，促使其积极参与并达到更好的效果。

（二）缺乏客观性

主动健康服务是一种面向用户提供个性化、定制化健康管理方案的服务，由于每个人的身体状况和生活方式都不同，针对不同用户提供不同的健康管理方案能更好地满足他们的需求。但是，在评价这种服务时却存在客观性不足的问题。首先，由于没有统一的、科学的评价指标，各个机构或个人往往根据自己的理解和经验来进行评估，这样会导致不同机构或个人之间出现差异较大的评估结果，难以进行比较和选择。其次，在主动健康服务中单纯依赖用户反馈进行评估容易

受到用户主观感受和态度影响，有些用户可能更注重服务体验而非健康效果，有些用户则可能出于某种原因故意夸大或贬低服务效果，这些因素都会对评估结果产生影响，从而导致客观性不足。因此，我们需要建立科学、客观的评价指标体系，将用户反馈作为其中的一个重要参考因素，并在评估过程中更加注重数据和事实。只有这样才能更好地发挥主动健康服务的作用，提升服务质量和用户满意度。

（三）评估效果难以量化

现有的主动健康服务评价体系大多关注过程而非结果，因而在对服务效果进行量化方面存在一定困难。

主动健康服务效果评估难以量化是指在提供主动健康服务的过程中，很难通过传统的量化方式来评估这些服务所带来的效果。主动健康服务通常包括定期体检、疾病预防、健康咨询等多种形式，这些服务不仅可以帮助人们更好地了解自己的身体状况和健康风险，还可以促进人们养成良好的生活习惯和保持积极心态。然而，由于主动健康服务涉及多个领域，其影响因素也非常复杂，如一个人是否能够养成良好的饮食习惯、是否能够坚持锻炼等都可能影响到他们的身体健康。因此，在评估主动健康服务效果时，需要考虑多个方面的因素，并且需要使用一些综合性指标来进行评估。另外，由于某些影响身体健康的因素比较难以测量或需要长时间观察，因此在评估效果时需要考虑时间的影响，并且需要进行跟踪观察。综上所述，主动健康服务效果量化评估是一个复杂而又具有挑战性的问题，需要在综合考虑多个因素的基础上，采用一些有效的指标来进行评估。同时，在提供主动健康服务时也需要注意对患者进行跟踪观察和反馈，以更好地了解服务效果并改进服务质量。

三、主动健康服务评价体系的建立原则

（一）全面性与客观性一致

全面性指评估应覆盖所有方面，包括服务内容、服务质量、服务效果等，确保评估结果具有代表性和可信度。客观性指评估过程和结果应该尽可能避免主观因素的干扰，以确保评估结果的准确性。在开展主动健康服务体系评估时，需要

采用科学、客观、可比的方法，收集全面、真实、可靠的数据，并通过统计分析等手段来得出客观且具有代表性的结论。例如，在患者满意度评价中，可以利用问卷调查或深入访谈等方式获取患者对医疗机构和医生服务情况的反馈信息，并结合相关统计数据进行综合分析。同时，在全面覆盖各个方面的基础上，还需要考虑不同地区、不同环境对主动健康服务的影响差异，进行相应调整与优化。此外，在整个评估过程中也需要遵循科学规范和专业道德要求，注重隐私保护和数据安全等。总之，建立一个全面性和客观性一致的主动健康服务评价体系，有助于医疗机构和医护人员提高服务质量，帮助患者更好地管理自身健康，推动整个医疗行业和主动健康服务的发展。

（二）可操作性与实用性一致

可操作性指评估方法和工具简便易行，能够应用到实际工作中，使主动健康中心能够根据评估结果进行改进并提高服务质量。实用性指评估结果应为主动健康中心提供有效的指导和建议。在开展主动健康服务体系评估时，需要考虑实际工作场景和人员特点，并采用相应的评估方法和工具。例如，在患者满意度评价中可以使用简单易行的问卷调查方式，或通过与患者进行面对面交流来获取反馈信息。此外，还可以采用医疗机构内部数据分析等方法来收集有关医疗服务的信息，以全面、客观地衡量主动健康中心的综合表现。同时，在评估过程中也需要将结果转化为可操作的建议，并向主动健康中心提供改进方案和培训课程等支持。这样可以帮助医疗机构更好地理解评估结果，并针对不同问题提出相应措施，从而促进其长期发展和改善服务质量。总之，建立一个可操作性和实用性一致的主动健康服务评价体系，有助于医疗机构更好地理解自身的优势和不足，并根据评估结果进行改进。这样既能帮助患者获得更好的医疗服务，也能推动整个医疗行业向着更加科学、高效的方向发展。

（三）持续性与动态性一致

持续性指评估需要定期进行，以发现问题并及时解决，同时不断完善评估指标和方法。动态性指评估应随时间变化而不断调整，以适应医疗环境和患者需求的变化。为了实现持续性评估，主动健康中心需要建立相应的评估机制，并根据实际情况制订定期的评估计划。每一次开展评估时，医疗机构需要收集全面、准确的数据，并对结果进行深入分析，找出存在的问题和瓶颈，并针对这些问题提出可行的改进方案。此外，在推行持续性评估时还需要注重动态性。医疗服务环境和患者需求不断变化，因此医疗机构也需要根据实际情况随时调整评估方法和指标体系。例如，在新冠疫情暴发后，主动健康中心就需要针对防控工作加强相关评估，并根据实际情况及时调整预约挂号、诊间流程等工作。总之，主动健康服务评价体系需要具备持续性和动态性的特点，以适应医疗环境和患者需求的变化。只有通过不断的学习、实践和改进，医疗机构才能不断提高自身水平，为患者提供更好的医疗服务。

四、主动健康服务评价体系的建立方法

主动健康服务评价体系的建立需要遵循一定的原则和方法。一般来说，建立主动健康服务评价体系需要经过以下几个步骤。

（一）明确目标和范围

建立主动健康服务评价体系的第一步是明确目标和范围。在制定指标体系之前，必须先了解所要评价的主动健康服务类型、目标群体、地域范围等基本信息，并确定评估目标与重点问题。首先，需要明确所要评价的主动健康服务类型。主动健康服务类型非常广泛，包括疾病预防、健康教育、心理咨询、营养指导等各种形式，因此必须明确需要评估的服务类型。其次，需要考虑评价的目标群体。不同年龄段和不同性别人群对主动健康服务有着不同的需求和关注点，因此在明确目标群体时应综合考虑这些因素。最后，要明确地域范围。要确定所涉及地区或机构的情况，包括城市还是农村、发达地区还是欠发达地区等因素，这些都会影响到主动健康服务的实施和质量。总之，在建立主动健康服务评价体系之前，必须通过明确目标和范围来确定所要评价的主动健康服务类型、目标群体、地域范围等基本信息，以便为后续的指标设计和评估方法制定提供明确的依据。

（二）收集参考资料

建立主动健康服务评价体系的第二步是收集参考资料。这一步是为了获取相关的数据和信息，以便更好地理解主动健康服务的实施情况、问题和挑战，同时

也有助于制定合理可行的指标体系。首先，可以从相关政策文件、规划和标准等渠道获取关于主动健康服务的政策导向、目标要求和质量标准等方面的信息。这些资料能够提供从宏观层面对主动健康服务进行评估时所需的背景知识。其次，可以通过文献综述或调查问卷等方式收集现有研究和实践经验。这些资料能够提供具体案例、经验教训及已有指标体系等方面的信息，为设计指标体系提供借鉴和参考。最后，在收集参考资料时还应尽可能充分地了解目标群体对于主动健康服务的需求和反馈。可以通过开展焦点小组讨论、深入访谈等方式获取用户意见，并将其纳入指标设计中，使得评价结果更加贴近实际需要。总之，在建立主动健康服务评价体系步骤中，收集参考资料是非常重要的一步。通过充分了解相关政策、实践经验和用户需求等信息，可以为指标设计提供必要的支持和借鉴，从而提高评价结果的准确性和可靠性。

（三）设计指标框架

将收集到的信息进行综合分析后，下一步是设计出相应的指标框架。指标框架包括评价维度、层次结构等方面内容，是评价体系建立的基础。这一步是为了将收集到的信息和数据转化为可操作的评价指标，从而实现对主动健康服务进行全面、系统地评估。首先，需要确定评价体系的层级结构和各个层级之间的关联关系。例如，可以将评价体系分为"目标""过程""结果"三个层级，并制定相应的指标来衡量不同层级下的表现和成果。此外，在设计指标时还要注意它们之间应具有明确的逻辑关系，并且能够充分反映主动健康服务所需达到的整体效果。其次，在确定好层级结构后，需要选择或制定合适的指标来反映不同层级下所需达成的结果或进展情况。这些指标应基于前期收集到的参考资料和调研结果，充分考虑用户需求、政策导向、国内外实践等多方面因素，尽可能准确地反映主动健康服务的质量和效益。最后，需要对每个指标进行具体操作化描述，并规定相应的测量方法和数据来源。这些操作化描述应该包括指标的定义、计算公式、数据收集方法等，以便在实际评价中能够更加方便地进行数据采集和分析。总之，在建立主动健康服务评价体系步骤中，设计出相应的指标框架是非常重要的一步。通过充分考虑层级结构、选择合适指标，并对每个指标进行具体操作化描述，以便为后续的数据采集和评估工作提供有效支持，从而保证评价结果的准确性和可靠性。

（四）确定指标内容

在建立主动健康服务评价体系的步骤中，确定指标内容是其中一个重要的环节。具体来说，需要考虑指标的可行性、科学性及实际应用效果等方面的因素。根据指标框架，确定各个评价维度和层次所包含的具体指标内容。首先，需要明确建立评价体系的目的是什么，是为了提高服务质量还是为了监督医疗机构的运营情况？在确定目的后，需要根据实际情况制定适当的评价标准，这些标准应能够反映主动健康服务提供者对患者所提供帮助的程度、效果和满意度等。其次，在评价标准制定后，需要选择可测量指标进行具体操作。常见的指标包括就医等待时间、诊断精度、治疗效果、护理水平、人员素质等。整合采集到的数据，并通过各种统计手段进行分析，以便更好地了解主动健康服务行业现状和存在问题。根据收集到的数据和分析结果，总结出优秀经验和不足之处，并及时调整改进工作。最后，还需要对指标进行优化，调整权重、分值等，才能建立起科学、完善、可靠的评价体系。总之，在建立主动健康服务评价体系时必须认真把握每一个环节，并不断优化改进。

（五）制定评估方法

在确定指标内容之后，还需要结合实际情况设计相应的数据收集和处理方法，并明确评估流程、质量控制等方面的管理规范。有多种评估方法可供选择，如问卷调查法、案例分析法、观察法和绩效评估法等。每个方法都有其优点和局限性，在选择时应该结合实际情况进行考虑。比如，问卷调查法可以快速收集大量数据，但需要注意问卷设计的科学性和客观性；案例分析法可以更深入地了解主动健康服务提供者的实际工作情况，但需要花费较多时间和精力；观察法可以直接看到主动健康服务提供者在实际操作中的表现情况，但需要考虑如何保证观察结果客观准确；绩效评估法可以更客观地评估主动健康服务提供者的工作表现，但需要确定评估指标和数据来源等问题。因此，在建立主动健康服务评价体系时，应根据具体情况选择合适的评估方法，并注重方法的科学性、客观性和可操作性。

（六）进行测试验证

对于初步建立的主动健康服务评价体系，还需进行测试验证，检验其完整性、实用性及有效性。

五、主动健康服务评价体系的评价内容与指标

（一）评价内容

主动健康服务涉及领域广泛，其评价内容包括但不限于以下几个方面。

1. 健康风险评估

健康风险评估是主动健康服务评价体系中的一个重要内容，通过对个体的生理指标、生活方式、疾病史等进行综合分析，确定其患病风险程度，并制订相应的健康管理计划。具体包括身高、体重、腰围、血压、血脂、血糖等指标的测量与分析，以及饮食习惯、运动情况、吸烟饮酒等行为习惯的调查和分析。此外，还需要了解个体过往是否有相关慢性疾病或遗传因素，以及家族中是否有类似疾病史等。

2. 健康教育与宣传

针对个体的健康状况和需求，为其提供相关的健康知识、技能和态度方面的信息与支持，可以帮助其改善生活方式、预防疾病、管理慢性病等。具体包括提供饮食营养指导、锻炼计划制定、心理调适建议等方面的内容，以及针对特定人群如老年人、孕妇、儿童等开展相应的宣传活动。此外，在健康教育与宣传方面还需要考虑信息渠道和交流方式的问题。例如，通过社交媒体平台或在线课程等数字化形式进行线上宣传；通过在社区或工作场所设置健康讲座或义诊站点等形式进行线下互动，以提高受众接受率和参与度。总之，健康教育与宣传是主动健康服务中不可或缺的一环，有助于促进公众意识的提升和行为习惯的转变，实现更好的保障个体身体健康和心理健康的目标。

3. 健康监测与追踪

通过对个体身体健康和心理健康状况的监测、定期检查和跟踪，可以了解个体的身体状态变化情况，并及时采取相应措施预防或治疗潜在问题，以达到早期预防、早期发现、早期治疗的目的。同时，健康监测与追踪也有助于评估个体生活方式和治疗效果等方面的信息，为医务人员提供更为精准的诊断和治疗建议。具体来说，在健康监测与追踪方面，可以采用不同的方法和工具进行数据收集和分析。例如，通过问卷调查、生物学指标检测、影像学技术等方式获取个体身体

和心理健康相关数据；或利用移动设备 APP、智能手环等数字化工具实时跟踪个体生活习惯和行为变化。此外，还需要考虑隐私保护等问题，确保数据安全性和合法性。总之，在主动健康服务评价中，健康监测与追踪是一项关键任务。它不仅能够帮助个体及时发现潜在健康问题并采取相应的措施，还有助于医务人员更好地进行诊断和治疗。

4. 个性化健康管理

个性化健康管理旨在帮助个体预防疾病、改善健康状况、提高生活质量。评价内容主要包括评估个体的健康状况、风险因素、生活习惯等基础数据，为个性化健康管理方案的制订提供依据；根据个体的健康评估结果，制订个性化的健康管理方案，包括饮食、运动、睡眠、心理健康等方面的建议；帮助个体实施个性化健康管理方案，包括提供相关的健康知识、技能培训、行为指导等。而健康管理效果的评估包括对个体的健康管理效果进行评估，包含身体指标、生活质量、心理健康等方面的变化情况，以及对健康管理方案的满意度评价。对个性化健康管理的评价，可以更好地了解个体的健康状况和需求，为个体提供更加精准、有效的健康服务。

5. 经济效益评估

在经济效益评估中，需要对主动健康服务的经济成本和效益进行评估，以确定其经济可行性。成本评估是经济效益评估的一个重要方面，包括人力成本、设备成本、培训成本、运营成本等。对主动健康服务的成本进行评估，可以更好地了解主动健康服务的成本结构和成本水平，为后续的经济效益评估提供数据支持。效益评估包括节约医疗费用、提高生产力、减少健康风险等方面的效益。对主动健康服务的效益进行评估，可以更好地了解主动健康服务对个体和社会的经济贡献与价值，为后续的经济可行性评估提供数据支持。经济可行性评估是经济效益评估的最终目标，通过综合考虑成本和效益，评估主动健康服务的经济可行性，以确定其是否具有经济价值。开展经济可行性评估，可以为政府和企业制定相关政策和战略提供决策依据，同时也可以为个体提供更加经济实惠、高效的健康服务。

（二）评价指标

在确定主动健康服务评价指标时，需要考虑影响因素和效果表现，并根据其特点确定相应指标。以下是一些可能适用的指标。

1. 参与者知识水平提升度

通过问卷调查、测试等方式测量参与者在健康知识方面的掌握程度。

2. 生活方式改善度

如运动量、饮食习惯、睡眠质量等方面是否有改善。

3. 服务满意度

评价服务机构或从业者所提供的服务质量，以客观、公正的方式衡量用户对服务的满意程度。

4. 疾病预防效果

如针对慢性病的预防和治疗等方面的效果评估。

5. 健康体检结果

综合分析个人身体各项指标变化情况，了解个人健康状况及服务成效。

第二节　主动健康服务评价指标体系的构建

一、理论框架遴选

（一）主要理论框架

通过文献回顾，从服务提供的主体来看，目前有能力提供主动健康服务的大多是医疗机构，因此本文针对医疗卫生领域常用的评价体系理论框架进行了回顾。目前，医疗卫生领域主要有以下几种理论框架用于构建评价指标体系。

1. 平衡记分卡

20 世纪 90 年代，Kaplan 和 Norton 提出了平衡记分卡，该体系强调从财务、顾客、内部流程、学习与成长四个维度，将组织的战略目标转化为翔实具体、可实现的阶段目标，形成一套系统的绩效评估指标，从而对整体绩效进行考核。平衡记分卡一方面侧重于对生产经营类等经营效益指标的考核，另一方面侧重于对组织内部效益的评价，目前在医疗卫生行业的绩效评价中已经有了较多的应用。

2. WHO 卫生服务评价框架

2000 年，WHO 发布的《2000 年世界卫生报告：改善卫生系统绩效》提出了从人群总体健康水平、人群中的健康分布、卫生服务体系的总体应答水平、应答分布和筹资的分布五个方面评价卫生体系，在评价卫生和健康状态的同时，评价服务的公平程度。

3. 结构 – 过程 – 结果模型

结构 – 过程 – 结果模型由美国学者 Avedis Donabedian 于 1968 年提出，该模型主要应用于医疗服务领域的质量评价。"结构"包含提供医疗服务的基础设施等各种资源配置和外部环境；"过程"包含在实施医疗卫生服务过程中其适应性、完整性情况；"结果"包含社会功能重建、康复及患者满意度。后基于实践经验，该模型被改良为结构 – 过程 – 结果 – 影响模型。结构 – 过程 – 结果模型可以较为全面地反映服务质量现状，是医疗卫生领域应用最为频繁的经典模型之一。

4. RE-AIM 评价模型

RE-AIM 评价模型由 Glasgow 于 1999 年提出，该模型是针对健康干预项目的系统性评价框架，是兼顾项目内部有效性和外部有效性的综合评价模式，主要包括可及性、有效性、采纳性、应用性、持续性五个维度。

5. Anderson 卫生服务利用行为模型

Anderson 卫生服务利用行为模型由美国学者 Anderson 于 1968 年提出，该模型多用于解释个体 / 家庭的医疗卫生服务利用行为，也可以用来评估与考查医疗卫生服务的公平性和可获得性。该模型包括情景特征、个人特征、医疗行为、医疗结果四个维度。

6. UNDP 能力评价模型

UNDP 能力评价模型是服务能力评价应用最为普遍的模型之一，该评价模型属于多层次评估工具，主要应用于卫生管理领域。该模型将"能力"定义为"个体、组织或系统有效地、持续地、高效地执行其职能的本领和力量"，对能力的评价从个体、组织、系统三个层次展开。

7. SERVQUAL 模型

SERVQUAL 模型于 20 世纪由美国教授 Parasurman、Zeithaml 和 Berry 提出，用于测量顾客对某一产品或服务的感知质量。该模型通常将服务质量分为有形性、可靠性、保证性、响应性、移情性五个维度。

（二）确定理论框架

对于主动健康服务而言，虽然其核心组成部分之一是医疗卫生服务，但是其内涵与外延和医疗卫生服务均有所不同；相较于医疗卫生服务，主动健康服务更强调不同主体在服务产生和利用过程中的协同参与。结合理论框架的适用范围、已有学者对相关理论体系的应用及主动健康服务的特征，本文参考已有研究，以在医疗卫生应用普及面与适用范围都更为广阔的经典模型——结构－过程－结果模型为主体框架，参考 UNDP 能力评价模型，从个体、组织和系统三个层面构建主动健康服务的评价体系。

二、评价指标的选取依据

（一）基于主动健康服务概念内涵的指标选取

主动健康服务不同于过去的医疗卫生服务，是一种包含多层次、多元领域的新型服务模式。

第一，从健康观来看，传统的健康观认为"无病即是健康"，现代生物－心理－社会医学模式下把人理解为生物的、心理的、社会的三种属性的统一体，现代健康观不仅要求生理上的躯体无恙，还要求心理、智力、道德、社会及环境等都达到完好状态。根据 WHO 在 1978 年对"健康"的重新定义，所谓"健康"是指人在身体、精神和社会关系等各方面都处于良好的状态。因此，在主动健康服务的实现过程中，应凸显对达到身体、精神、社会适应状态等多种维度健康状况的价值追求。

第二，从主动健康服务的参与主体来看，主动健康服务是政府、主动健康服务提供机构和主动健康服务受众多中心高度参与的服务模式。对于政府，要通过制度建设、人员培养及质量保障等手段，实现对主动健康服务的有效监管与保驾护航。一方面通过政策引导，促进全社会广泛参与，强化跨部门协作，调动社会力量的积极性和创造性，加强环境治理，形成多层次、多元化的社会共治格局；另一方面通过完善基础设施、加大资金投入、强化信息传播等措施，拓宽主动健康服务的推广与应用场景。对于主动健康服务提供机构，要推动健康服务供给侧结构性改革，卫生计生、体育等行业要主动适应人民健康需求，深化体制机制改革，优化要素配置和服务供给，补齐发展短板，推动健康产业转型升级，满足人民群众不断增长的健康需求。对于主动健康服务受众，应以"每个人都是自己健康的第一责任人"为理念，强化个人健康责任，提高全民健康素养，引导形成自主自律、符合自身特点的健康生活方式，有效控制影响健康的生活行为因素，形成热爱健康、追求健康、促进健康的社会氛围。

第三，从主动健康服务的周期来看，主动健康服务以人民生命全周期、健康全过程为指向。从过去以治疗为主到兼具预防、治疗、康养的医学理念，将单纯的疾病诊疗转变为包含促进、预防、诊断、控制、诊疗和康复六个方面的连续、综合、全周期的健康管理服务。

第四，从主动健康的实现路径来看，主动健康的实现有赖于以下几个方面：首先是居民健康素养水平的提升，即通过健康教育普及等方式提升全民健康素养；其次是健康生活方式的形成，即促进居民形成全民健身、合理膳食等规律生活方式，营造健康文体活动参与氛围；再次是主动健康服务产业的布局，通过打造多层次、多水平的主动健康服务产业，打造产学研深度融合的主动健康产业价值链，形成具有可持续发展前景的主动健康服务产业；最后是健康服务的供给与保障，通过对主动健康服务资源的合理配置，形成主动健康服务体系。

第五，从主动健康服务的具体服务内容来看，主动健康服务强调发展以药物与非药物协同干预为方向，以主动健康（生理、心理、社会适应、政策、环境、服务）干预为出发点，整合营养、运动、康复、心理、医药等多学科的创新干预路径，以健康状态动态辨识、健康风险评估和健康自主管理为主攻方向。

（二）基于文献回顾的指标选取

为合理筛选评价内容，构建评价指标体系，本文通过文献回顾，整理已有学者对健康服务体系评价的相关研究。本文选择中国知网（CNKI）、万方数据知识服务平台、维普中文科技期刊数据库三大中文数据库进行文献检索。文献发表时间为 2013 年 6 月 1 日—2023 年 6 月 1 日；检索词包括两部分，即"主动健康服务、健康服务、健康管理服务"与"评价指标体系"。通过阅读题名、摘要，排除与主题无关的文献、针对特定疾病种类进行研究的文献，对筛选后具有借鉴意义的文献进行重点研究。

在检索时间范围内的已有文献中暂未检索到针对主动健康服务体系开展评价

或构建评价指标体系的相关研究。而针对健康服务、健康管理服务开展的评价类研究，其评价对象主要为特定地区、特定人群、医疗卫生机构三类主体，评价内容主要包括健康环境情况、健康服务供给情况、健康服务产出情况。表6-1总结了已有研究的评价对象、评价指标体系一级指标及指标数。

表6-1　健康服务评价指标体系文献回顾

纳入研究	评价对象	评价指标体系一级指标	指标数
高旭东等（2019年）	湖北省健康管理服务效果	各类人群健康管理服务情况、健康管理服务社会覆盖情况、居民生活行为方式、居民健康素养、居民健康状况、健康管理服务居民满意度	38
江文超（2020年）	上海市流动人口健康服务质量	医疗服务、健康管理、心理健康、体育健身	28
王美凤等（2021年）	上海市老年人健康服务供给	健康教育、预防保健、疾病诊治、康复护理、长期照护、安宁疗护、整合服务	45
邹茂等（2022年）	重庆市健康促进医院	组织管理、健康环境、无烟环境、健康教育、建设目标	71
朱平华（2019年）	广西三级综合医院的健康管理服务能力	投入、过程、产出、效果	34
刘影等（2022年）	医院健康促进	组织管理、健康政策、健康环境、患者健康促进、医务人员健康促进、健康评价与信息管理、激励约束机制	54
刘静等（2017年）	老年人健康管理服务效果	健康管理服务环境、人群特征、健康管理服务行为、健康管理服务结果	35
宫芳芳等（2021年）	区域卫生健康工作	全人群全生命周期区域卫生健康工作、区域卫生健康工作保障措施	42
曹承建等（2016年）	健康医院	健康政策、健康环境、健康行动、健康服务	38
李力等（2022年）	县域医疗健康服务整合	服务连续性、服务可及性、服务综合性、服务协调性、患者参与和体验、患者就医偏好	20

（三）基于政策背景的指标选取

以《健康中国行动（2019—2030年）》为参考，该政策对相关领域的健康促进政策体系建立、全民健康素养水平、健康生活方式推断、重大慢性疾病发病率、重点人群健康状况改善情况等方面提出了要求。

三、评价指标体系及内容

（一）评价对象的确定

主动健康服务的提供与使用，强调政府机构、主动健康服务提供机构、主动健康服务受众多中心共同参与，旨在形成政府积极主导、社会广泛参与、个人自主自律的良好局面。因此，主动健康服务评价体系分别以政府、服务提供机构、个人为评价对象，同时由于三类主体参与主动健康服务的过程与评价的侧重点有所不同，本文针对三类主体分别构建了相应的评价指标体系。

（二）一级指标的选取

构建评价指标体系的目的是评价当前主动健康服务在促进人民健康中发挥作用的程度。为充分了解主动健康服务体系的建设情况、服务提供情况及其作用发挥情况，需要选择能够准确反映其现状的、具有代表性的指标，此外还应考虑其发挥作用的机理、过程。因此，本指标体系以结构－过程－结果模型为评价主体框架，根据效益产生的过程划分一级指标，以便更全面地对主动健康服务效果进行评价，发现主动健康服务体系建设中不同环节存在的问题，并针对性地提出相应的建议。

（三）二级、三级指标的选取

指标体系建立应遵循层级关系。二级指标的选取以能有效反映与评价一级指标体系为原则，三级指标的选取以能有效反映与评价二级指标体系为原则。在对已有文献和相关政策文件梳理的基础上，参考以往学者关于健康服务评价的相对成熟的指标体系中的指标，结合主动健康服务特点，补充并加入体现主动健康服务特点的相关指标。整理一级、二级、三级指标，并匹配到相应指标分级框架体系，最终形成主动健康服务评价体系。

（四）主动健康服务评价指标体系分类

1. 针对政府部门的主动健康服务评价指标体系

针对政府部门的主动健康服务评价指标体系主要侧重于考察政府主动健康服务的统筹情况，即通过制度安排和政策保证，促进主动健康服务模式发展，鼓励和引导形成跨部门协作，保障系统、连续的预防、治疗、康复、健康促进等一体化服务供给，保障主动健康服务的公平性、有效性和可及性。最终形成的评价指标体系见表6-2。

表6-2　针对政府部门的主动健康服务评价指标体系

一级指标	二级指标	三级指标
结构维度	社会环境	城镇居民人均可支配收入（万元／人）
		在岗职工平均货币工资（万元／人）
		农村居民人均纯收入（万元／人）
		城镇职工医疗保险参保比例（%）
		城镇居民医疗保险参保比例（%）
	生态文明水平	森林覆盖率（%）
		自然保护区面积占市辖面积的比例（%）
		公共绿地面积（公顷）
		PM10综合指数
		PM2.5综合指数
		API指数优良天数（天）
		工业废水达标排放量（万吨）
		城市污水日处理能力（万立方米）
		城市垃圾无害化处理率（%）
		人均废气排放量
		人均废水排放量
		人均固体废弃物排放量
		农药使用量
		化肥施用量
		城市噪声分贝［dB（A）］
		突发环境事件（次）
		公共场所控烟情况
		健康主题公园、步道等支持性环境数量
		公共体育设施覆盖率（%）
	主动健康服务经费投入情况	是否有专门用于主动健康服务的专项资金
		专门用于主动健康服务的专项资金投入是否可持续
		主动健康服务经费支出占政府总支出的比例（%）
		主动健康服务经费占基本公共卫生服务经费的比重（%）
		全市人均主动健康服务经费投入（元／人）
	主动健康服务供给能力	每万人口主动健康服务工作人员数（人）
		较上年主动健康服务工作人员增长率（%）
		每万人口主动健康服务机构数（个）
		较上年主动健康服务机构增长率（%）

续表

一级指标	二级指标	三级指标
结构维度	主动健康服务供给能力	主动健康服务专业机构覆盖率（%）
		年度政府办体育活动次数（次）
		年度政府办体育活动参与人数（人）
		市民人均公共体育设施面积（m²）
		市民人均体育器材数量（个）
		市民体育健身场地、设施便利共享程度
	主动健康服务资讯推广水平	主动健康服务网络平台数量（个）
		举办主动健康教育讲座和咨询活动的次数（次）与参加人数（人）
		主动健康相关信息推送质量
		主动健康相关信息推送更新情况
		政府部门发放主动健康服务宣传手册份数（份）
		公共场所是否配备主动健康服务宣传标语
过程维度	主动健康服务制度建设情况	主动健康服务相关政策数量（个）
		主动健康服务相关法律法规数量（个）
		主动健康服务相关行业标准数量（个）
	主动健康服务监管实施情况	是否设立主动健康服务监管部门
		主动健康监管部门独立设置率（%）
		监管机构定期督导指导覆盖率（%）
		监管机构行政执法力度
		监管查出问题处理处罚力度、效率
		监管查出问题整改情况
	机构互联互通情况	是否建立跨部门协作机制
		政府部门是否设有主动健康信息平台
		信息平台是否整合不同部门的主动健康相关数据
		信息平台是否支持不同部门实现业务协同
		信息系统是否支持不同部门间的主动健康信息档案调阅
结果维度	社会效益	人均期望寿命（岁）
		人均健康预期寿命（岁）
		生命质量水平
		生命质量改善率（%）
		婴儿死亡率（%）
		新生儿死亡率（%）
		孕产妇死亡率（%）

续表

一级指标	二级指标	三级指标
结果维度	社会效益	传染病总发病率（%）
		慢性病患病率（%）
		高血压患者规范管理率（%）
		糖尿病患者规范管理率（%）
		高脂血症患者规范管理率（%）
		高血压患者有效控制率（%）
		糖尿病患者有效控制率（%）
		高脂血症患者有效控制率（%）
		心理问题干预有效率（%）
		国家学生体质健康标准达标优良率（%）
		卫生总费用增长率（%）
		医院门诊病人人均医疗费用降低情况
		医院住院病人人均医疗费用降低情况
	主动健康服务公平性	年人均接收主动健康服务次数（次）
		年人均接收健康指导次数（次）
		年人均体检服务次数（次）
	主动健康服务可及性	前往主动健康服务机构需要花费的时间（min）
		前往主动健康服务机构可以选择的交通工具
		乘坐交通工具前往主动健康服务机构需要付出的经济成本（元）
		等候服务所花费的时间长短（min）
		主动健康服务支出占年家庭总收入的比例（%）
		主动健康服务支出占年家庭总支出的比例（%）
		主动健康服务是否加入医疗保险
		主动健康服务自付比例（%）
	主动健康服务均等化	主动健康服务标准化程度
		主动健康服务次均费用差值

2. 针对服务提供机构的主动健康服务评价指标体系

针对服务提供机构的主动健康服务评价指标体系主要侧重于考察主动健康服务的供给情况，即通过对主动健康服务过程中人力、物力、财力等各资源要素的有效供给、使用和配置，形成对主要健康问题及其影响因素的有效干预的能力。最终形成的评价指标体系见表6-3。

表6-3　针对服务提供机构的主动健康服务评价指标体系

一级指标	二级指标	三级指标
结构维度	主动健康服务体制机制建设情况	是否建立主动健康服务领导小组
		是否设置主动健康服务工作主管科室
		是否建立主动健康服务工作年度计划
		是否开展主动健康服务全员动员
		是否建立主动健康服务建设制度
		是否建立主动健康服务奖惩考评机制
		是否有明确的不良事件和纠纷的处理程序
		是否对主动健康服务进行质量控制
		是否建立主动健康知识普及制度
		是否建立主动健康服务收费机制
		是否拥有主动健康服务信息化系统
		是否建立主动健康理念传播制度
		是否建立学科交叉服务机制
		是否制定主动健康服务指南和技术规范
		是否建设主动健康服务信息系统
		是否定期开展主动健康服务适宜技术的应用和推广
	主动健康服务人力资源配置	主动健康服务专职人员数（人）
		主动健康服务专职人员占在职人员的比例（%）
		主动健康服务专职人员中的执业（助理）医师人数（人）
		主动健康服务专职人员中的执业护士人数（人）
		健康管理师人数（人）
		注册营养师人数（人）
		心理咨询师人数（人）
		运动指导师人数（人）
	主动健康服务人员培训情况	主动健康服务专职人员岗位培训率（%）
		主动健康服务专职人员岗位培训考核合格率（%）
		是否开展专业知识技能培训及考核
		是否开展相关法律法规培训及考核
		是否开展急救知识与技能培训
		是否开展健康教育的基本原则与方法培训

续表

一级指标	二级指标	三级指标
结构维度	主动健康服务基础设施	主动健康服务用房面积（m²）
		主动健康服务用房面积占业务用房面积比例（%）
		病床工作日（日）
		平均开放病床数（张）
		实际开放总床日数（日）
		主动健康服务设备总值（万元）
		主动健康服务特色诊疗设备数（台）
	主动健康服务收支	是否有专门用于主动健康服务的专项资金
		专门用于主动健康服务的专项资金投入是否可持续
		主动健康服务收入占医疗收入比例（%）
		主动健康专职服务人员培训经费年度投入总额（万元）
	主动健康服务环境	主动健康相关信息推送质量
		机构内配备主动健康服务宣传手册
		机构内配备主动健康服务宣传标语
		居民反馈主动健康服务需求的渠道是否健全
		公共场所控烟情况
过程维度	互联互通	主动健康服务多学科协作情况
		远程会诊功能开展情况
		健康档案调阅功能开展情况
	主动健康服务供给基本情况	设置主动健康服务的病区数（个）
		参与多学科主动健康服务的学科数（个）
		是否开展全程主动健康管理服务
		是否提供个性化主动健康服务
		随访率（%）
		是否建立主动健康服务就诊人群队伍
		可穿戴设备使用率（%）
		开展主动健康教育的频次（次/年）
		慢性疾病患者规范管理率（%）
		高危人群早期筛查率（%）
	中医主动健康服务供给情况	中医健康评估准确率（%）
		中医辨证主动健康干预措施落实率（%）
		中医药特色健康教育覆盖率（%）
		中医主动健康服务项目种类数（种）

续表

一级指标	二级指标	三级指标
过程维度	运动主动健康服务供给情况	运动指导方式合格率（%）
		运动健康教育覆盖率（%）
	膳食营养主动健康服务供给情况	膳食营养指导合格率（%）
		膳食营养健康教育覆盖率（%）
	睡眠主动健康服务供给情况	是否提供对合理膳食的指导服务
		睡眠健康教育覆盖率（%）
	心理主动健康服务供给情况	心理评估覆盖率（%）
		心理问题识别率（%）
		心理疏导落实率（%）
		心理咨询落实率（%）
		心理健康教育覆盖率（%）
	健康档案使用情况	电子健康档案建档人数（人）
		电子健康档案建档率（%）
		电子健康档案合格率（%）
		电子健康档案利用率（%）
	风险管理能力	服务人员资质是否齐全
		是否设立主动健康服务流程规范（包括服务前、中、后要点规范）
		是否建立主动健康服务纠纷投诉处理流程
		是否开通消费者双向投诉、评议通道
		是否建立主动健康服务应急处置预案（就近医疗机构响应、远程会诊、辅助团队上门协助等）
		是否建立主动健康服务不良事件管理制度
		年均应急预案演习次数（次）
		是否对患者健康风险进行评估
	持续改进	投诉服务态度
		年均投诉次数（次）
		投诉回复率（%）
		投诉整改率（%）
结果维度	主动健康服务使用情况	年度诊疗人次数（人次）
		主动健康服务人次数占总诊疗人次比例（%）
		病床周转次数（次）
		病床使用率（%）

续表

一级指标	二级指标	三级指标
结果维度	主动健康服务消费者满意度	挂号就诊的方便程度
		就诊前等候的时间（min）
		做检查等候的时间（min）
		取药等候时间（min）
		就诊秩序情况
		主动健康服务工作人员的服务态度
		主动健康服务工作人员的技术水平
		对消费者隐私保护程度
		搭乘电梯是否便利
		路标和指示是否明确
		乘车和停车是否方便
		布局设置是否合理
		下次是否愿意继续来本院就诊
		是否愿意推荐亲友来本院就诊
		对服务技术水平的综合评价
		对服务态度的综合评价
		对基础设施的综合评价
	主动健康服务人员满意度	目前工作适合自身专业
		岗位发展前景
		职称晋升机会
		进修机会
		培训
		工作成就感
		办公环境
		设备配置情况
		信息化系统情况
		工资水平
		工资分配制度的合理性与公平性
		工作压力
		工作与家庭的平衡
		自身健康状况
		工作推荐度

续表

一级指标	二级指标	三级指标
结果维度	主动健康服务人员满意度	离职倾向
		工作忠诚度
		工作总体满意度
	主动健康服务连续性	信息系统完善程度
		重点人群持续关注情况
		健康档案的保存与更新情况
		转诊服务率（%）
		服务时间与等候时间的比例（%）
	主动健康服务安全性	感染发生率（%）
		纠纷发生频率（%）
		服务接受者信息泄露频率（%）
		员工心理疾病频率（%）
		员工工作时间量（h/w）
	主动健康服务效率	营业收入利润率（%）
		主动健康服务收入占比（%）
	主动健康服务的移情性	是否为服务接受者提供个性化服务
		是否为服务接受者提供便民服务
		工作人员是否主动关心服务接受者

3. 针对个体的主动健康服务评价指标体系

针对个体的主动健康服务评价指标体系主要侧重于考察个体对主动健康服务的主动参与情况，即根据每个人是自己健康的第一责任人的理念，居民应形成热爱健康、追求健康的理念，形成符合自身和家庭特点的健康生活方式，合理膳食、科学运动、戒烟限酒、心理平衡，实现健康生活。最终形成的评价指标体系见表6-4。

表6-4　针对个体的主动健康服务评价指标体系

一级指标	二级指标	三级指标
结构维度	主动健康服务公众接收程度	主动健康服务公众知晓率（%）
		主动健康服务人均消费情况（元/人）
		对主动健康服务的支付意愿（元/人）
		主动获取主动健康相关知识的人口占总人口的比重（%）

续表

一级指标	二级指标	三级指标
结构维度	主动健康服务公众接收程度	主动寻求主动健康服务指导的人口占总人口比重（%）
		年均接受主动健康服务的次数（次）
过程维度	主动健康服务依从性	运动锻炼依从性
		饮食依从性
		戒烟依从性
		限酒依从性
		门诊复查完成率（%）
结果维度	主动健康思想观念树立情况	是否建立维护健康、树立预防为主的观念
		是否与他人建立良好的人际关系
		能否及时发现心理问题，确保心理健康
		是否了解正常心理状态、心理问题状态和心理障碍状态
	健康的生活方式	吸烟率（%）
		饮酒率（%）
		规律作息比例（%）
		BMI、腰围达标率（%）
		人群健康体检率（%）
		经常参加体育锻炼人数比例（%）
		人均每周运动天数（d）
		日均运动时长（h）
		是否每天吃早餐
		是否注意膳食营养均衡
		蔬果水平摄入不足率（%）
		盐摄入水平（g/d）
		是否每年定期体检
		最近一年是否主动测过血压
	健康素养水平	全国居民健康素养监测调查问卷测评结果
		自救知识技能掌握率（%）
		心理知识知晓率（%）
		合理运动知识知晓率（%）
		疾病及并发症知识知晓率（%）

第三节　主动健康服务评价的步骤和方法

一、主动健康服务评价的步骤

一个完整的评价服务的设计，应包括拟探索和解决的问题、明确且具体的目标、设计方案和技术路线、选取代表性结果指标、构建模型和评估方法、数据结果的解读和延伸。从统计学角度来讲，评价设计的基本内容包括确定评价目的、拟定观察指标及测量方法、资料的可靠性及质量控制、数据的管理及统计分析计划等。

（一）问题定义和目标设定

在实际主动健康服务评价的过程中，首先应明确研究的主题和评价的目的。根据知识、经验、文献资料等对主动健康服务重点的关心问题提出理论假说，并据此设定研究主题。整个服务评价设计就是围绕着假说验证而进行的。

评价主动健康服务的过程就是提出问题、解决问题的过程。提出的研究问题应当具有明确评价的目的和研究范围，同时还应具备科学性和可行性。例如，是否符合当地政府的健康素养水平、是否能提高当地居民的健康知晓率、是否达到人民群众对健康服务的满意程度等。一个好的研究主题切忌太过庞大和过于笼统，应遵循先易后难、由小到大、由浅入深、不断积累、循序渐进的选题原则。

（二）数据收集和准备

在设计数据收集方案时，需要根据研究主题及现有的人力、物力、财力资源和时间要求等选择合理的设计方法，制订周密的数据采集方案。若设计方案存在重大缺陷，有可能在实施过程中造成不应该的浪费，减损研究结果的真实性和价值。尤其在当今医学科学飞速发展的时代，人们对健康的认识越来越深刻，对结果精确度的要求也越来越高，因而对数据的收集方案亦提出了越来越高的要求。一般来说，数据收集方案应具体且明确，即"看得见、摸得着""既要可信，又要可行"。

数据的来源一般分为两种途径：一手数据和二手数据。一手数据也称为原始数据，是指为特定的目的，通过调查或实验等手段获取的直接数据。一手数据具有原创性和针对性的特点，但是其收集的成本往往较高。二手数据是指通过间接途径得到的，是已经被加工或整理过的数据。二手数据采集相对方便和快捷，而且成本不高，但是质量需要严格控制把握。数据收集同时要满足三大基本要求：准确性、及时性、完整性。数据质量是保证数据应用效果的基础，也是主动健康服务评价的关键前提。

（三）评价指标的选择和构建

评价指标的构建首先要有充分的理论依据，在大量的文献阅读和整理之后，形成相应的理论支持。在此基础上，综合前人的研究经验和结合自身的专业领域知识，选择合适的影响因素指标，确保指标的选择真实有效。其次，可以邀请专家对影响因素列表清单进行讨论求证，根据现实背景和专家的实践经验开展访谈研讨，在理论依据的基础上建立现实依据。最后，结合多方专家的意见形成科学合理的评价指标。

评价的指标有客观和主观之分。客观指标是指观察对象的客观状态，或经相应仪器设备测定的结果记录或计算的统计指标，一般具有较好的真实性、可靠性，是研究设计中应着重选取的主要指标。例如，研究对象每天的血压、脉搏、运动时间、血生化指标等都属于客观指标。主观指标包括研究者依据自己的经验判断和研究对象本身的记忆、感觉、陈述等所得结果的统计指标，往往含有主观上的认知，以及随意性、偶然性因素，难以保证指标的真实性和稳定性，甚至可能出现矛盾、误判，故在研究设计中需要严格把握主观指标变量的数据质量。例如，研究对象对满意度、疼痛感、失眠状态等的自述属于主观指标。

在主动健康服务评价中，一般既有客观指标，也有主观指标。在一项对湖北省武汉市的健康管理服务的评价指标中，研究者既采集了研究对象每周运动天数、吸烟率饮酒率等生活方式上的主观指标，也兼顾了健康档案建档率、使用率，健康服务人员态度满意度，改善健康效果满意度等客观指标。研究者采用客观指标与主观指标相结合的方式，确保评价指标的专业性与科学性，进而建立一套具有全面性、科学性和可推广性的健康管理服务效果评价指标体系，并对该指标体系进行推广应用。

（四）评价方法和模型的选择

1. 评价方法选择原则

（1）科学性原则。

科学性原则是任何一种评价方法都必须遵循的基本原则，失去这一原则的评价方法没有任何意义和价值。科学性原则要求计算主动健康服务评价指标的方法既能客观反映主动健康服务情况现状，又能为构建科学有效的主动健康服务体系提供参照标准。科学性原则还具体表现在评价指标及效应值的量化上，要求评价指标既相互独立又相互联系，有一定的逻辑关系，指标的关系内涵不能相同，外延不交叉，构成一个完整和科学的逻辑系统；还要遵循统计学的资料分类要求，能够周密且准确地收集数据，细致正确地选择统计分析方法，在此基础上，科学有效地对主动健康服务进行评价。

（2）导向性原则。

评价的目的不是为单纯评判优劣程度，而是通过评价引导和激励被评价者朝正确的方向发展。导向性原则是指评价主体将主动健康目标作为评价标准，审查主动健康活动的服务情况，以判断主动健康目标的达成情况，通过反馈改进主动健康服务质量，使主动健康工作更加规范化，以获取最优服务质量为目的，实现主动健康可持续发展的目的。导向性原则强调的是为实现目标而采取的行动，在这个过程中，要保持评价方法的选择与评价的目的相一致，明确评价目标或计算指标，选择最合适实现这些目的的评价方法。

（3）可操作性原则。

可操作性是将某种理念、思想等付诸实践的可能性和现实性，要求指标评价应具备实践性，所设计收集的指标数据要在实际场景数据中进行选取，获得的数据应具备可塑性。可操作性是选择统计评价方法的重要标准，要求指标的设计概念明确、定义清晰，数据收集简单可行易操作，指标要能真正反映主动健康服务应该达到的真实水平，且统计数据和相关资料的获取较为容易。需要特别注意的是，为保证指标具有较强的可操作性，应体现"从现实中来，到现实中去"的原则。指标的选取不能偏离实际健康场景，应在相关理论的指导下，结合当下健康中国的建设模式，选择既符合当下主动健康服务，又在理论高度上有所体现的实际指标。

2. 选择方法和模型的策略

在进行评价方法和模型选择时，需要考虑多个因素，包括数据的性质、问题的特点、可用的资源和时间限制等。常用的评价方法和模型选择策略有以下3种。

（1）基于经验的选择：根据领域知识和前人经验选择适合的模型。例如，向行业内的专家学者请教，获取专家的意见和建议；参考领域内的优秀期刊文献，学习前人经验；等等。

（2）尝试多个模型：可以尝试多个模型，并比较它们在评价指标上的表现及模型的拟合效果，选择表现最好的模型。

（3）评估模型复杂度：在选择模型时，还需要考虑模型的复杂度。过于复杂的模型在实际应用中会需要更庞大的数据量来支持，而过于简单的模型可能没有完全兼顾各个指标因素的场景。

在选择评价方法和模型时，还需要考虑实际应用的需求和限制。例如，数据量有限时可以选择较简单的模型，以避免模型欠佳。总之，评价方法和模型的选择策略应该是一个综合考虑多个因素的过程，以找到最适合实际应用的方法和模型。

（五）评价结果的解释和报告

主动健康服务评价的任务不仅是根据研究目的对结果进行直接分析，还包括对研究模型的结果解读和报告、评价服务的优势和不足。评价报告包括模型分析结果和研究主题的总结，是研究成果的高度概括，是从实践到理论的提炼，是可供医学学术期刊或学术会议发表、交流的成果，目的在于将有价值的研究成果进行推广、应用、转化，并接受实践的进一步检验。

选择合适的方法去评价主动健康服务情况，在获得可靠的资料及相应的结果后，要将研究结果恰如其分地报告出来，还依赖研究者的写作水平。撰写报告时应注意以下3点。

（1）规范化。报告行文格式要注意规范化，包括报告格式的规范化、计量单位的规范化、专业术语和缩略语的规范化等。规范化的目的是便于阅读，便于索引，便于国际、国内的交流。

（2）语言文字的表达。报告是用文字形式表达的，因此用词要准确、简明、清晰，问题的阐述要有逻辑性，层次分明、论证严谨、说理清楚、行文规范、文笔流畅。

（3）统计图表的表达。统计图表是形象化的科学语言，与文字部分相互补充，是评价结果的重要表现形式，是报告的重要组成部分。图表应具有可读性，简单明了；可独立于报告，具有自明性，即当阅读者只阅读图表时，也能明白作者想要表达的意思。一个图表表达一个专题，图与表一般不重复，即同一结果，图、表仅选其一。一般报告中，图表与文字应交叉展示，排版美观，达到图文并茂的效果。

二、主动健康服务评价的方法

主动健康服务评价方法有定性和定量之分。定性研究是趋向于运用访问、观察和文献法收集资料，并依据主观的理解和定性分析进行研究的过程。定量研究是通过统计调查法或实验方法，收集精确的数据资料，然后进行统计分析和检验的研究过程。定性研究和定量研究两者在理论基础、研究者和被研究者的关系、研究方法、研究目的等方面存在差异。同时，二者也是相互联系的，一般认为，定性研究是定量研究的基本前提，定量研究是定性研究的进一步深化。在综合两类方法优势的基础上也形成了混合方法研究，利用两类方法各自的优点最大化地实现研究目的。

（一）定性研究方法

定性研究方法是以研究者本人为研究工具，在自然情境下采用多种资料收集方法对社会现象进行整体性探究，使用归纳法分析资料和形成理论，通过与研究对象互动对其行为和意义建构获得解释性理解的方法。定性研究方法强调个案研究和全面深入地理解研究对象，重视研究者个人在研究过程中的作用。定性研究方法通过想法、感知和行为等探究原因，具有促进讨论和更加灵活的优点，能够快速根据回收信息质量和特点迅速调整数据收集策略。

1. 访谈法

访谈法是一种最古老、最普遍的收集资料的方法，也是社会研究方法中最重要的调查方法之一。访谈法，顾名思义，就是指以口头交流的形式，调查者根据调查需要向受访者提出相关问题，并根据回答收集材料，以此获得结果的方法。

常见的访谈类型主要有面对面访谈、电话访谈、个别访谈、集体访谈等。

2. 观察法

观察法是指研究者根据实践确定的研究主题和目的，拟定研究提纲或观察表，用自己的感官和辅助工具直接观察被研究对象，从而获得资料的一种方法。观察法分为结构式观察、无结构式观察两种。结构式观察通常需要围绕所要观察的范畴和事物预先设计出严格的方案，对所要观察的范畴进行详细的分类，加以标准化以便客观地测量和记录，然后再对记录进行统计分析。无结构式观察没有统一的、固定不变的观察内容和观察表格，是完全依据现象发生、发展和变化的过程所进行的自然观察。

3. 个案研究法

个案研究法是指对某一特定个体、单位、现象或主题进行深入全面的研究的方法。它的特点是焦点集中，对研究对象的了解特别深入、详细。个案研究通过对事物进行深入的洞察，能够获得非常丰富、生动、具体、详细的资料，能够较好地反映出事物或事件发生、发展及变化的过程，而且能为后来较大的总体研究提供理论假设。

4. 其他定性方法

此外，还有实地调查法、话语分析法、文本分析法、扎根理论法等方法。

（二）定量研究方法

定量研究方法即量化研究方法，是与定性研究方法相对的一种研究方法。它指的是采用数量的方法来对资料或信息进行分析、比较，从而得出有价值的结论的方法。定量研究方法是一种客观、具体的研究方法，在一定程度上，它能够消除人们的偏见和主观意识。定量研究方法是对事物进行量的分析和研究，侧重于揭示数字描述下的各种本质问题。定量研究方法被广泛地运用于社会生活和生产的各个方面及各个领域。

1. 调查研究法

调查研究法往往是抽取许多研究对象来回答相同的问题，一般都以问卷调查的形式开展。问卷调查的一般过程包括确定研究主题、设计问卷、进行预调查和问卷修改、对调查对象进行抽样、实施调查、问卷回收和审核、问卷整理和分析、撰写成果等。问卷的发放方式主要有两种：线上发放和线下发放。线下发放可以和受访者面对面沟通，回收的问卷质量会更好一些；但是线下发放问卷的成本会比较高，且寻找合适的填写者难度较大。相较而言，线上发放电子问卷就容易许多，不仅传播速度较快，填写者往往也更多；但是要注意把控线上电子问卷的数据质量，以达到研究的要求。

2. 实验法

实验法是一种通过研究一个或几个变量对其他变量的效应，进而发现和验证变量间的因果关系的研究方法。在众多量化研究方法中，实验法对研究者来说是相对可控的，但同时它也对研究者提出了较高的研究程序设计和操作环节的严谨性要求。实验法主要是用来发现、确认事物之间的因果联系。在实验法中，需要根据科学实验要求、研究的需要，借助各种方法技术，人为地去控制或减少各种可能影响结果的混杂因素的干扰，在简化、纯化的状态下认识研究对象，进而得到准确、真实的结果。

3. 定量资料统计分析方法

定量资料的统计分析方法有参数法与非参数法之分。一般来说，非参数法能解决的问题比较简单，其优点是要求资料满足的前提条件比较低。而参数法通常能处理多因素的定量资料，但对资料的要求较高。常见的参数法有处理两组或多组定量资料的 u 检验、t 检验、方差分析等，非参数法有卡方检验、威尔科克森符号秩检验等。

在更大规模的定量研究中，往往也会采用更高级的统计模型来对数据进行分析，用来探讨研究数据中存在的趋势和共性，结果通常以图表的形式呈现。例如，多元线性回归用于分析一个因变量与多个自变量之间的线性关系，在影响因素分析、估计与预测和统计控制等场景中广泛运用；Logistic 回归可以研究二分类及多分类观察结果与一些影响因素之间的关系，常用于流行病学危险因素分析、临床试验数据分析、药物或毒物的剂量反应；Cox 回归模型多用于多因素生存分析等场景。

（三）混合方法研究

混合方法研究是将定量研究与定性研究这两大主要研究方法有机结合的第三种研究范式。这种方法可以帮助研究者解决一些单独使用定性研究方法或定量研究方法无法完整、合理、全面解释的问题。混合方法研究的初衷在于弥补定性研究方法和定量研究方法的不足，把二者的优势结合起来，更广、更深地分析特定问题。实际上，任何一个研究问题都包括多个方面，涉及不同程度的定量数据和定性数据。从这个意义上而言，混合方法研究具有很广阔的应用前景。

混合方法研究适用于以下4种情境。

（1）提高对复杂性研究问题的解释力。

提升研究问题的解释度，需要从两个方面做学术努力：其一，获取资料的广度；第二，分析问题的深度。从获取资料的角度来看，定量研究方法可采用问卷调查等形式，在条件许可的前提下大量发放问卷，增加研究的样本量；而后借助统计软件实现客观数据的采集、统计分析与因果关系论证。但是，定量研究也存在诸如因果机制探索过程中的变量选取遗漏、变量界限模糊等内生性问题。定性研究擅于从经验资料出发提取出社会现象的特殊性和复杂性，但是也存在不足，如单一的定性数据来源于研究者的体验与感悟，具有极强的主观性。

因此，可以通过定量数据与定性数据的互补，拓展获取资料的广度。从分析问题的角度来看，定性研究擅于"倾听"个人发声，但是难以解决代表性和普遍性的问题，其研究成果的特殊难以上升到科学的普遍，而推论又是定量研究的"专长"。因此，结合定量研究与定性研究的资料获取与分析是解释复杂研究问题的有益路径。

（2）开发新的测量工具实现数据验证。

每一项评价研究都需要专门的研究工具，适合的研究工具可以大大提高科研效率，使得主动健康服务评价工作事半功倍。测量是使用最为广泛的研究工具。当一项研究缺乏现成的研究工具时，可以通过定性研究模式开发测量工具，而后通过定量研究进行信效度检验，对测量工具进行完善；还可以利用自行开发出的测量工具完成目标群体的测量工作。

（3）定量降维为质性深入探讨做准备。

在混合方法研究范式指引下，可以通过文本分析法提取高频词汇，对文本进行量化编码处理，实现信息资料的可重复性和可验证性，在一定程度上克服了传统定性分析信度不足的缺陷，有助于弥补传统定性、定量分析之间的鸿沟。在实际操作中，可通过使用软件提取高频词并量化处理，从而实现研究主题的降维，为后续的质性深入探讨做准备。

（4）提升小群体研究成果的可转换性。

不管是定量研究还是定性研究，研究者都不能针对研究总体的所有个体开展研究。研究者如果有意做出适用于总体的普遍性推论，就要提高研究对象的可代表性或典型性。样本的代表性越高，研究的外部效度就越高。定量研究通过抽样、效度检验来实现此种目的。但是从定性研究的角度来看，一部分研究者认为定性研究的结果不应该过度追求结论的通则化。混合研究范式恰恰在为结论外推方面的转换提供可能性。

混合方法研究为主动健康服务提供了一个全新的评价格局，促进了不同认识论、方法论及具体技术的辩证结合，同时也提出了诸如更高的方法素养要求、难以避免的信息损耗、方法的自限性问题以及对阶段性矛盾结果的处理等问题。在实际操作过程中，应提升对混合方法研究理论的认识并提高实际应用能力，从方法论和实践层面提升混合方法研究在主动健康服务评价方面的严谨性和普及性。

三、主动健康服务评价的挑战和解决方案

（一）数据获取和质量问题

数据质量是任何研究中都需要严格把控的一环，在主动健康服务评价中也不例外。数据质量控制的目标是通过可靠的数据提升数据在评价过程中的价值，并最终对主动健康服务做出科学的评价。数据能否发挥其价值，关键在于其质量的高低，要保证数据具备实用性、准确性、及时性、完整性、有效性的可信能力和规范性、可读性的可用能力，获得高质量数据，体现强大数据价值。

无论是原始数据还是二手数据，在收集后都需要对数据进行处理加工。加工过程一般包括数据清洗、对数据进行审查和核验等，如删除重复信息、检查逻辑上是否合乎事实、是否矛盾等。在清洗数据之后，对收集到的数据构建结构化的数据表，形成规范化的数据存储方式，便于下一步开展统计分析工作。

（二）评价指标的主观性和客观性平衡

主观性和客观性是指标的两种基本属性。一方面，评价指标是由具有不同理论水平和实践经验及各种不同思想风格的研究工作者经抽象思维和逻辑概括而形成的；另一方面，评价指标不是人们凭空捏造出来的，而是对客观现实过程的概

括和抽象。

主观性往往是在评价指标形成和测量的过程中因掺入了人为的主观因素而产生的误差性，带有研究者的主观因素。当各个研究者的主观因素差异很大时，指标或指标体系就会有很大的差别。客观性是指评价指标对社会实际情况的反映具有一致性。误差性和一致性相互联系，此消彼长，在使用评价指标数值之前，要对误差性和一致性做出合理的估计，并根据误差情况的反馈及时对指标值进行调整和控制。

（三）不确定性和评价结果的解释

不确定性主要有模型不确定性，如不知道哪个模型能够更好地表现本次研究数据；有数据不确定性，如收集数据的时候就会带着不确定性；还有测量不确定性，若测量方法充满误差时，不确定性就会增加。

评价结果的解释是指对模型预测结果的可靠性和准确性进行评估与解释。通过提高评价结果的解释能力和准确程度，可以在一定程度上减少不确定性。

评价结果的解释可以从以下3个方面进行。

（1）准确性评价。准确性评价是指对模型预测结果与真实值之间的差异进行评估。常用的准确性评价指标包括均方误差、平均绝对误差和均方根误差等。通过对这些指标的计算和解释，可以评估模型的预测准确性。

（2）可信度评价。可信度评价是指对模型预测结果的不确定性进行评估。常用的可信度评价指标包括置信区间和预测区间等。通过计算置信区间和预测区间，可以评估模型预测结果的可信度和置信度。

（3）解释性评价。解释性评价是指对模型预测结果的解释和解释能力进行评估，可以通过分析模型的特征重要性、变量影响和模型参数的解释等来进行。通过对这些评价指标的计算和解释，可以评估模型的解释性和解释能力。

综上所述，处理模型不确定性和评价结果的解释是统计分析中非常重要的一部分。通过合理处理模型不确定性和解释评价结果，可以提高模型的可靠性和准确性，从而更好地应用于实际问题中。

（四）各利益相关者的参与和沟通

主动健康服务涉及政府、医疗机构和群众多方利益者，科学有效的管理及保持各主体利益的动态平衡是主动健康服务落实与推行的重要基础。

政府部门是主动健康服务的主导者，通过制定政策对主动健康的发展进行规划部署，给予政策倾斜和财政投入，积极协调其他相关部门，争取各项支持，引导主动健康服务快速发展。医疗卫生机构是提供主动健康服务的主体，其技术水平和服务质量直接决定着群众对主动健康服务的信任度和满意度。群众是主动健康服务的需求方，接受服务并对服务进行评价。群众主要诉求是获得优质、便捷、高效的主动健康服务，享受良好的生活环境，降低医疗支出，尤其当下健康生活、健康养老的观念深入人心，群众对主动健康的需求不断增加。

推进主动健康服务，必须协调好各利益相关者之间的利益诉求：第一，加强部门联动，发挥政府主导作用，完善顶层主动健康服务体系建设；第二，加强机构合作，建立利益共享、风险共担的协作机制；第三，加强能力建设，重视宣传引导，不断提升服务满意度。应尽量避免各相关者利益受损，从而追求整体利益最大化，推进主动健康服务高质量发展。

四、展望

近年来，随着人们健康意识的提高，主动健康服务得到了广泛的关注和应用。主动健康服务通过提供健康教育、健康咨询、健康监测、健康管理等服务，帮助个体更好地了解和管理自身的健康状况，预防疾病的发生和发展，提高生活质量。

主动健康服务评价的目的是对研究结果进行解读和总结，评价服务的优势和发现现阶段的不足，为提升主动健康服务质量提供参考意见。目前，主动健康服务的评价仍存在一些不足，如对主动健康的认识不足、主动健康服务的质量参差不齐、主动健康服务的资源利用不够、主动健康服务的隐私和安全问题有待加强等。

未来主动健康服务体系建设仍然需要强化重要着力点：第一，建设服务资源统一管理平台，实现系统快速部署和资源动态伸缩，进而实现主动健康服务资源的最大化利用，满足政府、医疗机构、群众的资源融合与共享；第二，加强公共卫生和突发公共卫生事件信息网络建设，创新医防结合应用，优化监测体系，强化预警能力；第三，构建多层次的互联网医疗格局，打造符合分级诊疗要求的"互联网＋医疗健康"新秩序。

主动健康服务是一种有潜力的健康服务新模式，具有提高群众健康意识和知识水平、提供个性化健康管理和指导、提供便捷健康服务渠道、提供全方位健康服务等优势。然而，其质量参差不齐、效果评估不足、患者隐私和安全问题等也需要关注和解决。只有充分发挥优势，改善不足，主动健康服务才能更好地促进个体健康，提高个体生活质量。

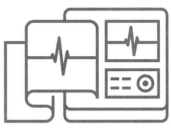

第七章

主动健康服务体系技术赋能

随着科学技术的不断进步和创新，技术赋能主动健康服务体系已经成为一个不可忽视的趋势。从个人的健康管理到全人群、全方位、全生命周期的管理，技术的应用正以前所未有的速度和规模改变着我们对主动健康服务体系的认知及其实践方式。通过对智能穿戴设备、AI、大数据、云计算等技术手段的整合与应用，可更高效、智能和个性化地实现健康管理。不仅如此，技术赋能还有望解决医疗资源不足的问题，提高健康服务的质量和普及性。

一、架构设计思路

以医疗数据中心为基础，通过智能抓取数据，包括用户历史数据（体检、门诊、住院等）、动态数据（通过智能穿戴设备、云平台等渠道连续、动态、智能化抓取用户实时健康数据），建立健康对象全方位、全周期的综合健康医疗大数据中心。

该中心可作为建设多学科健康管理平台、主动健康管理平台的支撑，结合"5+1"主动健康 APP，将数据相互补充、充分融合，以大数据、AI、云计算、物联网、5G 等新一代信息技术为手段，形成居民电子健康画像，在政策支持下，与卫生健康部门居民健康数据平台融合，进一步完善全民电子健康档案。

以重大疾病患者人群为中心，以落实分级诊疗、加强医防融合、实施科学监管为重点，整合重大疾病相关医疗卫生数据，利用健康风险引擎与疾病模型快速实现对重大疾病健康风险筛查及疾病分组定级，为各医疗机构及卫生健康部门早期发现病患与潜在风险提供依据，加快构建全流程闭环管理的重大疾病管理体系，形成精密智控、精准施策的数字化卫生健康治理新机制。

二、应用介绍及系统功能

（一）"3+1+2"主动健康信息平台

（1）三大数据库。

将体检、门诊、住院三大基础数据整合成三大数据库。三大数据库主要由病历摘要、病历概要、病历记录三大板块构成。

（2）一个大数据中心。

综合健康医疗大数据中心参考国内外数据标准、规范建立医院统一的数据标准与数据接口规范，负责对医院三大数据库进行数据清洗、转换、整理，其建设涵盖所有诊疗、电子病历、报告等数据资源，并在数据中心基础上搭建面向临床诊疗、临床科研、运营管理等的应用。

（3）两个健康管理平台。

面向用户提供健康管理服务的多学科健康管理平台和主动健康管理平台以"3+1"数据库和大数据中心为基础，整合全区域智慧医疗"产、学、研、用、管"全链条数据资源，构建以主动健康科技为引领的一体化健康服务体系，实现"个体—家庭—社区—健康管理机构—医院"的全生命周期数据的串联。

（二）"5+1"主动健康 APP

"5+1"主动健康 APP 围绕"非药物主动干预"的思想理念，实现以人为单位的步数、卡路里、睡眠、心率、血压、血氧、身高体重等动态数据的采集，结合量表、问卷及自主填报、医学检查报告等各项指标数据的采集与分析，通过实施健康评估、提供健康建议、制订干预计划、引导医疗介入等方式打造主动健康管理移动端互动平台。

通过监测用户运动数据、体重、睡眠质量、心理压力、体质辨识、饮食结构等关键指标数据，构建主动健康核心指标数据库。结合各专科通过专业维度提供的健康评估和建议，逐步制订合理的饮食、运动、睡眠、心理及中医健康干预计划；同时，根据用户健康状况，以系统自动与医生指导相结合的方式推送科普宣教材料，引导用户（患者）以健康的生活方式实现自我健康调理，延迟或避免一些疾病的产生，对于一些急慢性病患者起到辅助康复和延长寿命的作用。非药物治疗模块是其主要建设内容之一。

1. 睡眠健康

提供及开展健康科普、睡眠问题咨询、睡眠障碍治疗、家庭康复等健康服务。通过互联网、物联网等手段，以主动健康睡眠中心为媒介，为全人群提供以主动健康为目标的各种睡眠健康知识、睡眠保健手段、睡眠诊疗资源的资源库和相关服务。

2. 运动健康

用户通过使用"5+1"主动健康APP实现实时监测运动数据。通过专业评估进行合理、有效的健康运动指导，保证用户运动强度合理性、运动姿势正确性，降低运动损伤发生率，延长运动寿命。

3. 营养健康

建立包含个人健康数据、膳食记录、健康记录等健康日常数据的个人数据库。通过膳食统计及营养分析，为个体提出短期及长期的膳食建议，提供各类科普知识及科学膳食食谱，不断提高全民营养健康素养。

4. 中医健康

用户（患者）通过舌诊、脉诊、手诊、体质识别判断自身体质后，通过中医健康建议或中医药调理使自身达到身体健康的状态。如体质识别结果为气滞证或痰湿证，根据中医建议调理体质，改善用户（患者）气滞证或痰湿证等相关症状。

5. 心理健康

通过采集压力、睡眠指标样本，以及SCL90量表、焦虑自评量表、抑郁自评量表、匹兹堡睡眠量表的结果分析，对用户进行分类管理。通过大量数据样本的采集，进行人群年龄、性别、学习、工作等多个维度的建模分析和跟踪治疗，为轻症患者进行科普宣教，为重症患者进行心理健康疏导，引导患者及时入院就诊，降低心理障碍患者对自己和社会的伤害。

三、技术架构

（一）系统架构

主动健康管理平台是基于主动健康理念，面向全区医疗卫生机构，服务区域级用户群体的医疗卫生综合性服务平台，是一个集护理、检测、评估、服务、监控、反馈和优化于一体的闭环式主动健康信息服务处理系统。其架构共分为四层（如图7-1所示）。

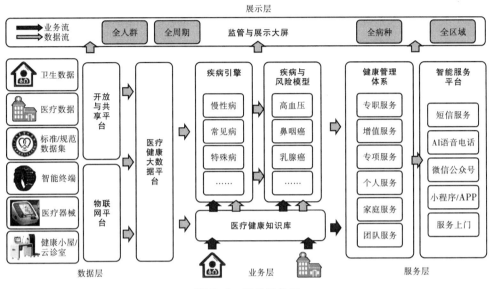

图7-1 系统架构图

第一层为数据层，以云端化部署模式，通过构建标准化的开放与共享平台、统一的物联网平台等内容，实现实时的、持续的对医疗卫生机构业务数据及个人体征数据的采集、汇总等，并根据业务及服务不同，构建不同主体的医疗健康大数据平台。

第二层为业务层，在大数据平台的支撑下，根据医学科学院各专科专家梳理的疾病引擎及疾病与风险模型，融合医疗健康知识库，为群体及个人提供专业的、全面的医疗与健康管理服务。

第三层为服务层，通过微信公众号、小程序、AI语音电话等，结合健康管理师、全科或专科医生的服务能力，为患者及签约用户提供体系化的、全面的、及时的健康管理服务。

第四层为展示层，对各层级数据进行梳理与展示，为行政管理者、医院管理者、团队管理者等提供不同层面的数据分析与结果展示。通过对业务开展情况、资源配备与使用情况的呈现，有助于管理者与决策者更好地了解业态的运行，为科学决策与政策支持提供保障。

（二）技术研究

1. 院内数据采集存储

院内数据一般保存在关系型数据库中，如 Oracle、SQLServer、Mysql 等，以数据表的形式存储，检验结果数据、处方数据等一般能达到上亿条记录的规模。在首次数据采集时，采用 DataX 流式读取，实现数据的高速同步，迅速完成关系型数据表的数据镜像；后续使用 ETL 完成增量数据的定时同步，保持数据与院内源数据一致。关系型数据库适合单表或多表的检索，如果要把患者的所有就诊数据进行综合分析，比如用于所有患者风险分级、专病高风险人群的筛查等，需要读取所有表进行关联，执行效率低。为实现全人群、全生命周期的数据分析，经过清洗后的院内数据会按照患者的身份证号码进行归类，把关系型数据表的二维表转换成树状结构。身份证号码作为患者的根节点，把该患者通过院内各个子系统采集到的数据作为子节点挂到树状数据结构上。最后将数据统一存储到非关系型数据库 MongoDB 中，患者的数量一般在百万级别，在设定复杂的筛查组合条件下，借助数据库优异的文档读取性能，一般可在 10 min 内完成全院患者的筛查，为主动健康服务体系提供数据支撑。

2. 院外数据采集存储

院外数据是全方位健康管理不可或缺的一环，一般来自用户的健康监测设备，如运动健康手表手环、血压或血糖测量设备等，对于实时健康监测、持续跟踪管理具有重要价值。这些监测设备的数据采集有两种方法：设备可定制的直接向主动健康平台上传符合标准的数据，不可定制的通过设备厂商自身的数据平台采集数据，如华为运动健康平台等，数据包括心率、卡路里、血氧等指标。每人每天的数据量有几千条，随着这些设备在用户中的持续普及，日积月累下数据量增长很快。根据健康指标数据量大、数据随着时间增长、以时间作为主要的查询纬度、一般只会查询近期数据、只写入不会更新的特点，采用高性能的时序数据库 InfluxDB 储存用户的健康指标数据，满足高并发写入的要求，每秒可写入百万条数据。这些数据是健康指标突发预警、指标长期变化趋势分析的重要依据。

3. 检查报告数据结构化

检查报告数据一般以文本存储，在数据筛查中难以利用，且只能进行关键字的模糊查询，准确率低。主动健康管理平台根据检查部位（如心脏、肺部等）、检查方式（如 X 光、B 超）对报告进行分类，在每个分类中定义出若干个标签，这些都是报告解读中重点关注的关键信息，如是否有室性心动过速、是否有陈旧性心肌梗死等。将这些标签定义为不同的数据类型，如数值型、布尔型、枚举型，采用自然语言处理技术对检查报告中的文本实体关系进行抽取，并通过短文本相似度分析排除干扰，结合规则匹配的方式对检查报告进行标签结果提取，把检查报告关键信息结构化存储。检查报告的标签可以在筛查、风险分级等场景中使用，改变了以往只有检验数据可以被定量定性查询而检查报告需要人工解读的局面，为主动健康数据全方面分析提供了基础。

4. 最佳管理路径推荐模型

主动健康管理平台定义了 200 多项健康评价项目，每个项目划分成若干个等级，如 γ- 谷氨酰转移酶 C 级、脂肪肝 B 级、血糖 A 级、甲状腺结节 B 级等。通过对检验指标、检查标签、门诊记录等用户数据的分析，依据分级标准进行计算，得到用户的每个项目的等级；同时，平台定义了上百个管理路径，用于对不同组合的分级项目人群进行健康管理。每当用户的健康状况发生变化时，管理路径可能要进行调整，这会占用健康管理师较多的时间。健康管理师对每个用户的管理路径的选择都会被记录下来。

使用机器学习分布式梯度增强库 XGBoost 建立预测模型，把用户的分级项目、管理路径的选择作为数据输入开始训练模型。在一定程度后，使用新的用户分级项目数据进行管理路径的匹配，对效果进行人工评估，并把评估结果反馈给模型。随着训练、反馈的持续进行，准确率也持续提升，最终能够把待选的管理路径按照匹配度排列出来，供健康管理师进行选择，以提升主动健康管理的效率。

5. 建立完善且科学的主动健康引擎与疾病模型库

基于广西壮族自治区人民医院临床业务数据建立面向区域医疗卫生机构的慢性病与专病引擎及疾病模型库，为辖区医疗卫生机构专病临床指导、病患发现与筛查等方面提供技术与系统支持。通过主动健康管理平台的建设，在融合公共卫生数据、医疗数据、知识库系统、个人体征数据等数据源的情况下，利用疾病模型与引擎，结合健康管理标准与规范，以人为核心、以时间为尺度、以疾病等为节点，构建覆盖全人群、全生命周期的医疗健康大数据平台，在为机构与个人提供数据支撑服务的同时，为后续基于专病、专项的疾病研究提供科研服务支撑。

6. 主动健康管理平台的功能

（1）主动智慧抓取，精细健康画像。打通医院系统、第三方平台、智能设备等系统壁垒，实现医院内部的体检、门诊、住院数据和第三方平台的智能穿戴设备实时健康数据融合，形成"一人式"电子档案。

（2）主动智能分析，精细健康筛查。基于以往专业医疗诊断结果、最新体检数据、临时随访数据等开展疾病预评，通过"算法＋规则"分析用户健康状况，自动将用户划分为 ABCD 四类（A——高危人群、B——中危人群、C——低危人群、D——健康人群），精准发现疾病风险者，给予专业医疗建议。

（3）主动跟踪回访，精细健康干预。依据医生为用户定制的健康管理方案，自动开展健康宣教、随访问卷、计划跟踪。根据用户个性化需求，嵌入 AI 语音功能，提供后续网上问诊、远程交互等服务。

（4）主动精细服务，精细健康管理。针对慢性病人群、老年人群、企事业单位人群的疾病风险特征，实现对"特定人群"实施"特色服务"。在保密原则下，利用共建优势与共建医院共享数据信息，应用大数据技术，对威胁健康的因素早筛查、早评估、早干预，节约医疗资源与用户看病成本。

7. 基于个人健康画像的专病分类精准管理

基于智能物联网设备、可穿戴快检设备等智能化产品，集成即时检验数据、可穿戴设备数据、健康问卷等数据，构建慢性病、专病管理系统，进而实现集动态监测数据收集、健康风险评估、风险等级可视化、不同人群精准健康干预等于一体的全程专病健康管理模式，真正实现为基层健康管理提供智慧化解决方案的目的。通过对患者进行智能分类，实现指数化路径健康管理。

（1）多维度、连续、动态采集个人健康状态相关数据（参数），辅以主动健康标准化问卷，形成个人主动健康档案数据库；基于多模态数据，构建疾病筛查指标模型，通过自动抓取用户的体检、门诊、住院数据，结合用户随访问卷（如家族疾病史、日常行为习惯等）信息，提炼出与疾病相关的各类危险因子，形成用户画像，预判用户疾病风险，自动将用户划分为 ABCD 四类，形成个人主动健康画像，标识其所属疾病风险人群类型，实现不同专科对目标管理人群的筛查和智能化、多样化、灵活性的管理模式。

（2）系统包含常见病、多发病、慢性病等专病精准管理知识图谱，采用深度学习算法模型，通过使用各种数据源及结合业务专家提供的启发式规则生成基本数据，自动生成大量的图谱实体及关系对。知识图谱包含疾病、症状、检查、药物、食材、食谱、人群、运动等多个实体节点，以及从疾病到症状、从疾病到检查、从菜谱到人群等的关系连接，充分涵盖专病管理过程中常见的结构化知识描述。

（3）根据个人主动健康画像，通过 AI 辅助决策精准适配对应的专病管理知识图谱，形成个人精准健康管理方案。通过对常见病、多发病、慢性病等专病引擎的检索（如鼻咽癌、乳腺癌），可实现对符合条件的专病健康管理对象进行抓取、线索分析、标签分类等操作。

四、技术应用

随着新兴技术的发展，构建主动健康服务体系将进一步迈向个性化、智能化和全面化。云计算和边缘计算技术将提供更大的计算和存储能力，加快数据分析和处理的速度，为主动健康服务体系提供更好的技术支持。AI 技术利用机器学习和深度学习算法进行疾病预测、诊断、分级和治疗，帮助健康管理团队提高诊断准确性和治疗智能性。大数据技术用于收集和分析大规模的医疗数据，为健康管理团队提供全面的患者诊疗信息，以支持个性化治疗和健康管理服务。物联网技术通过连接医疗设备和可穿戴设备，实时监测患者的健康状况，提高疾病预防和管理的效果。区块链技术则可以确保健康数据的真实性和可信性，防止数据的篡改和伪造。未来，新兴技术在主动健康服务体系建设中将发挥更加重要的作用，在多领域、多方面、多平台得到更广泛的应用。

（一）云计算及边缘计算技术应用

云计算中心和边缘计算节点有很强的互补性。在医疗机构信息化建设中，边缘计算可以理解为云计算中心的进一步延伸。云计算技术可以为医疗机构搭建性能优越的数据中心，不仅能降低医疗机构管理成本，还能扩大数据存储空间，提高数据运行效率，信息资源流通将更加便捷。开发人员通过创建工具，帮助用户获得更多关于自身的健康信息数据，并将用户的个人信息与相关学校、政府部门、立法机构相连，全面身体健康相关数据的采集和分析将更为容易。

利用边缘计算的技术，可以为医疗行业客户提供优质的数据连接服务，为客户提供底层应用平台，支撑医院各种业务开展，助力医院实现智能化、信息化；

提供边缘设备终端管理能力，支持终端设备录入、检索和删除，实现终端鉴权和黑白名单策略管理，配合集成服务，实现计算、网络、存储、平台能力和生态应用的整合；支持多院区互联，提供高质量安全保障服务，提供接入层、汇聚层、核心层分层等级安全保护，提供从应用开发、发布到上线、维护的全生命周期防护。

云计算技术以自身超大的计算与储存规模、便捷的操作、低成本的投入、优秀的资源共享能力，为医疗信息化建设带来了极大助力，促进了数据中心、疾病分析系统和信息共享系统的构建，为医疗事业的发展做出了巨大贡献。在全球互联、万物互联的时代背景下，智慧医疗是实现医疗信息化的最终目标。将智慧医疗与云计算、边缘计算相结合是时代的要求，使云计算、边缘计算技术更好地服务于医疗信息化建设，以构建更完善的主动健康服务体系。

（二）AI 技术应用

AI 技术已经融入诊前、诊中、诊后的医疗健康全流程。在诊前阶段，疾病预防与健康管理可以凭借 AI 技术与可穿戴设备的结合，支撑慢性病与健康管理，实现疾病的风险预测和实际干预；而随着人类基因组计划的完成而逐渐成熟与发展起来的基因检测技术也在临床的遗传病诊断、产前筛查、肿瘤预测与治疗方面得到应用。在诊中阶段，临床辅助决策系统可通过海量文献的学习和不断修正错误，给出准确的诊断和最佳治疗方案，随着大数据对非结构化数据分析能力的日益加强，该决策系统将更加智能；而结合了高精度空间定位能力、快速计算能力、3D 数字化医疗影像技术的医疗机器人可以克服传统外科手术中的精确度差、手术时间过长、医生疲劳、缺乏三维精度视野等问题。在诊后阶段，康复辅助器具的使用，可以改善、补偿、替代人体功能并进行辅助性治疗及残疾预防。在药物研发方面，业界目前已经开始尝试利用 AI 开发虚拟筛选技术，发现靶点、筛选药物以取代或增强传统的高通量筛选过程，提高潜在药物的筛选速度和成功率，大幅减少研发成本，缩短研发时间。

（三）大数据技术应用

在主动健康服务体系建设方面，通过分类管理手段，在 AI 和大数据治理体系下，实现有数据、可管理，为主动健康管理平台建设留下高质量的数据资产；

将相关数据纳入数据质量"发现—修正—跟踪—评估"的闭环流程中，构建高质量的数据仓储；通过这些数据为主动健康管理决策提供数据分析，包括某个时间段某类疾病的发病情况、主动健康管理在某个时间段整体的诊疗效果等；同时，发现主动健康管理诊疗流程中的薄弱环节，通过数据分析为主动健康管理决策提供帮助。在数据分析的基础上建立数据模型，把数据分析上升到主动健康综合管理的高度，为主动健康服务体系提供数据支撑。

在主动健康管理智能化方面，大数据技术的应用将会促使主动健康服务体系智能化进入一个飞跃式发展的关键时期，如疾病预测、个性化精准干预、个性化非药物疗法、医疗图谱、健康画像分析、比较效果研究、就诊行为分析等。

（四）物联网技术应用

基于医疗机构外工作与生活的复杂场景情况，院外设备具备可移动性、可持续性、可传感性、数据可检测性四大特征，可实现远程实时精准监控用户体征数据。可穿戴设备更贴近用户生活需求，使用更加便利，数据采集量更多更全，还可记录用户的运动及生活习惯等方面的数据，帮助监测非药物建议的执行率和改进点、筛查病因等，方便快速布局覆盖主动健康管理的数据收集。需注意的是，在选择穿戴类产品时应更侧重其在医疗健康领域的专业度和垂直度。除穿戴类产品，家庭健康类产品，如家用血糖仪、智能体脂秤等也是主动健康服务体系中物联网的组成部分。医疗机构院内场景加上院外多个场景，利用不同的物联网设备的特性，将采集到的不同数据相组合，搭建主动健康服务体系物联网平台。

（五）区块链技术应用

主动健康服务领域的数据有很高的安全性要求。区块链的可溯源、不可篡改、高冗余、安全透明及成本低廉等属性，可有效解决主动健康服务数据泄露问题，更好地实现数据共享、传输、使用。

采用区块链技术的主要动力是安全性。利用区块链来处理主动健康数据，可有效防止黑客攻击和数据泄露。通过区块链去中心化，对数据进行非对称加密，利用分布式账本进行数据的存储和部署，可以提高共享数据的安全性。区块链通过共识机制，保证所有记账节点之间确定记录的有效性，可将其作为有效防篡改认定方法，从而确保数据来源的正确性。这一特点可有效避免健康管理数据库中的数据被恶意篡改，有效防止由此导致的健康管理团队开出错误健康建议的风险；还可确保对受保护的医疗信息的访问控制，以保证数据的真实性和完整性。

同时，利用区块链技术可将所有主动健康管理平台的重要数据连接起来，在保证数据有效性和安全性的前提下，实现五级主动健康平台的实时连接，并实现健康数据信息资源互通和无缝共享。

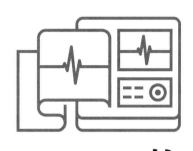

第八章

构建主动健康服务体系实证研究

第一节　广西主动健康服务体系实证研究

一、研究背景、意义及健康现状

（一）研究背景

广西人口老龄化及慢性病年轻化已呈现出规模总量大、速度不断加快的特征，给人民健康和经济社会发展带来严峻挑战，但优质高效的主动健康服务体系尚未形成。"慢性病""老龄化""预防"是未来健康产业的关键词，国民对健康需求的多元化与个性化升级，催生休闲健身、健康咨询、健康监测、营养保健、健康保险、医疗器械等与健康紧密相关的大健康产业，但仍难以满足实际需求。广西各级政府及卫生部门加强宏观调控，出台利好政策，优化健康产业的发展环境，引导健康产业结构调整，优化产业链条、壮大企业集群，以健康带动全产业链的绿色升级，实现经济社会发展的可持续性和活力；鼓励大量广西本土健康企业进行科技创新，开发主动健康技术和产品，并将 AI、物联网、大数据等新一代信息技术与大健康产业融合，对健康管理服务加以优化，为广西人民打造智能化、科技化的健康服务，最大限度实现广西人民的健康生活。

随着经济社会的发展及生活方式的变革，广西人民疾病谱已发生重大变化，慢性非传染性疾病已成为影响居民健康的主要疾病，新发传染病和肝炎、结核病等重大传染病防控形势依然严峻。与此同时，广西正在经历快速且规模庞大的人口老龄化，且少子化与老龄化、高龄化与失能失智化、空巢化与家庭分离化交织，多病共存现象突出。长期以来，广西健康治理失衡，卫生服务供给主要是以医疗机构和疾病诊疗为中心、面向患者的被动服务模式，存在"重治轻防、防治分离、医养分离"现象，现有的整合型医疗卫生服务体系发展不平衡、不充分，无法满足人民多层次、连续性的健康服务需求。同时，健康广西视域下的治理路径缺乏有效的多部门协作机制，健康干预手段单一，社会参与程度不够，将"健康融入所有政策"有待进一步加强。为应对上述挑战，广西健康服务模式必须从狭义的医疗卫生领域、被动医疗模式转变为面向生命全周期、健康全过程的主动健康模式。

在广西，主动健康参与主体多，服务提供由不同机构和部门承担，居民健康信息未充分联通，严重影响主动健康服务体系的连续性和协调性。对此，广西以区域性各级医疗卫生服务资源为依托，强化多部门协同合作、整合多机构资源，建设覆盖城乡的主动健康服务模式，落实全生命周期健康服务。

（二）研究意义

主动健康服务体系是广西公共医疗领域中的一项重要工作，其主要目的是通过对广西人群进行全面、深入的健康检查和风险评估，制订个性化的干预方案，帮助人群掌握自身的健康状况，并采取有效的措施进行主动健康管理和保健。广西主动健康服务体系将推动广西传统医疗保障体系向以主动健康为中心的价值链重塑、产业链延伸，形成非药物与药物干预相结合、主动健康云平台服务体系产业、中医药产业融合的综合新兴产业——健康创造业，支撑健康友好型的管理模式和五级主动健康中心一体化发展；形成以"主动健康"为目标，以"非药物干预"为核心的"医、食、住、行、睡眠、运动、心理"交融干预，旨在维持健康、促进健康、创造健康的一系列有组织的全民主动健康产业与服务。

在广西，每个人都是自己健康的第一责任人，要主动开展生命过程中的功能维护、危险因素控制和健康行为干预等，实现个体的主动健康并促进全民健康。主动健康具有4个特征。①自我管理。主动健康注重激发个体的主观能动性、提升健康素养、遏制影响健康风险因素，加强个人健康管理。②广泛参与。主动健康的参与主体包括卫健、发改、教育、体育、住建、环境等相关部门和社会力量，它们共同参与健康服务供给，营造健康环境，引导个体践行主动健康。③早期预防。主动健康关注个体纵向、整体的健康动态，精准评估和预测健康风险，便于在发现亚健康或疾病前期状态时进行预防，减少危害发生，从而实现健康治理关口前移、医疗服务后延。④主动干预。主动健康倡导零级预防，从全人群层面实行早期健康干预，尤其是非药物干预，将危险因素和大部分医疗成本控制在疾病早期。

广西主动健康服务体系依托主动健康技术，聚焦"治未病"理论，融合移动互联网、大数据、可穿戴设备、云计算等新一代信息技术，以健康状态的动态辨识、健康风险评估和健康随访与干预为主攻方向，重点突破可穿戴设备健康信息的采集、健康大数据融合分析、疾病风险预测模型的构建等难点和瓶颈问题，构建以主动健康科技为引领的广西一体化健康服务体系，提升健康保障能力和自主性；发展适合广西地域特色的主动健康服务体系标准及评价体系，推进心理、睡眠、运动、中医、营养一体化服务体系建设，构建生命全过程危险因素控制、行为干预、疾病管理与健康服务的技术与健康产品支撑体系，为积极应对癌症低龄化、人口老龄化提供随时、随地、优质和负担得起的连续健康综合服务。

（三）健康现状

在广西，主动健康服务体系的目标和结果是大健康，是全人群、全生命周期、全过程的健康。广西主动健康服务的主战场从医院内更多地转向医院外、社区和家庭；服务人群从患者扩展到全人群，包含亚健康人群和健康人群；服务时间维度包含从胚胎发育到生命终点的全生命周期；健康服务从单纯治病转向提供健康教育、预防、诊疗、护理、康复、养老全过程，体现以人为本的理念；健康服务供给从单一的医疗卫生机构转向政府、社会、医疗卫生机构和市场健康资源等多元化供给主体；健康干预的手段不再局限于药物治疗，更关注体育运动、心理调适、健康教育等非医疗手段。需要注意的是，广西卫生部门将健康关口前移，并非忽略对患者的临床诊疗，而是把维护、促进健康和临床诊疗整合为一体，更加注重在健康风险的源头进行积极关注、预防和早期干预，减少生命早年经历的健康劣势累积对整个生命历程健康的影响。因此，广西主动健康的研究重点不是单纯的病因，而是全过程的影响健康的危险因素及针对危险因素采取的控制和干预措施，其中最常用、最简单的是全方位的生活方式干预。2023年5月，广西壮族自治区人民医院主动健康中心正式成立，实现了主动健康管理平台在广西零的突破。

在上述背景下，研究成果在理论上可以丰富和发展有关主动健康连续服务的基础理论，在实践上可以为具有广西特色的主动健康服务体系提供规范的标准和依据。一方面，对卫生主管部门全面准确地把握广西主动健康服务体系本质，制定相应的方针政策，引导人民群众形成主动健康理念具有重要的现实意义；另一方面，广西人民可以根据主动健康服务的评价体系进行客观评价，对培养全民主动健康具有重要意义。2021年，广西开展主动健康服务体系试点研究，在政策研究的基础上结合广西实际研究提出具体的政策措施和建设方案，实施相关策略措施并进行监测和效果评价，根据监测和评价分析进一步完善主动健康服务体系背景下优质高效医疗卫生服务体系框架和政策措施，形成可推广的广西模式。

主动健康服务体系的实证研究，旨在探讨其在全区范围内推广应用的可行性，以科技赋能切实推动"以人民健康为中心"的主动健康研究成果落地应用，形成标准化方案，并在部分机构实施，为实现健康广西提供支撑。本章节将针对不同人群对主动健康服务体系的需求进行实证研究。

二、广西主动健康老龄化服务体系的实证研究

广西主动健康老龄化服务体系包含三个子系统：家庭层面主动健康服务体系、社区层面主动健康服务体系和医疗卫生机构层面主动健康服务体系。

（一）家庭层面主动健康服务体系

家庭在物理和心理距离上与老年人最为接近，并深刻影响老年人健康。家庭环境参与并决定了老年人的生活习惯，通过健康行为深远地影响着老年人的内在能力和功能发挥。因而，在广西的主动健康老龄化服务体系中，不论是健康干预还是养老服务方面，家庭都扮演着举足轻重的角色。主要有两点原因：一是为了加强家庭与其他服务主体之间的联系，形成网络化的供给格局；二是将老年人作为服务的中心，才能更好地满足老年人的需求。

家庭层面主动健康服务既尊重传统养老文化，也有利于缓解广西政府的养老压力，符合时代发展的潮流。广西家庭养老主动健康服务处于初级发展阶段，主要是为辖区范围内的老年人提供基本的日常生活服务，精神慰藉服务稍有涉及，主动健康服务基本没能涉及。老年人随着年龄的增长，身体健康状况不断下滑，患慢性病或恶性疾病的概率会上升，日常护理或医疗护理服务需求会随着年龄的增长逐渐增多。

随着广西社会人口的转型，家庭的功能也在逐渐受到冲击。在此过程中便形成了家庭—老年人—社区三方的委托代理，家庭从照护服务的直接供给者转变为

协助者和监督者，通过赋权和提供信息支持的方式支持社区服务，并在此过程中对服务进行监督和评价。因此，家庭在广西主动健康老龄化服务体系中的主要功能为监督照护，目的是确保其他主体对老年人的服务质量；监督对外，照护对内，家庭成员之间会利用距离之便向老年人提供简单的照护。

具有广西特色的主动健康老龄化服务体系中家庭的服务内容包含日常照料、精神慰藉、保健护理三部分。日常照料主要满足老年人的基本生活需求。日常生活习惯对于老年人内在能力有较大影响，饮食结构、体育锻炼、抽烟等行为习惯都会影响老年人的内在能力。精神慰藉主要满足老年人的心理需求，目的是增进心理福祉。精神慰藉对于改善老年人的心理状况，缓解抑郁情绪，提高精神卫生水平有重要作用。保健护理主要满足老年人的健康管理需求与保障康复护理的后期延续性，对内在能力具有日常保健的作用，对功能发挥具有环境性支持的效果。同时，保健护理服务可以成为主动健康老龄化服务中的纽带，联结其他服务主体，实现整个体系在服务上的协同与联动。

（二）医疗卫生机构层面主动健康服务体系

在广西，慢性病在死亡率上逐渐取代急性病，造成了普遍的共病问题。由于医疗领域的专业分工，对共病难以形成综合性的干预，实质上降低了广西老年人医疗卫生服务的可及性。高龄老年人最大的健康风险并非来自慢性病，而是以系统性虚弱、睡眠障碍、步态异常等为代表的老年综合征。广西的医疗卫生技术在该领域的干预效果相当有限。为了适应广西老龄化社会的医疗需求，医疗卫生机构应实现从以疾病为中心向以老年人为中心的理念转变。

实现医疗卫生机构的中心转变需要内外两个方向的整合。对内整合是广西主动健康老龄化服务体系中医疗卫生机构转型的关键，目的是将零散的专科服务加以融合，使之形成可以应对广西慢性病和老年综合征问题的手段。具体的措施包括建立专门的老年科室、组建跨学科的医疗团队、加强公共卫生和医疗服务的紧密联系等。老年医疗是临床服务整合的结果之一，也是以老年人为中心理念的具现。

对外整合是医疗与其他社会服务的整合。"医疗＋社会"模式逐渐成为广西主动健康老龄化服务体系中医疗卫生机构的基础模式。具体的措施包括加强医院与护理者之间的协作、开发创新型的护理模式等。对外整合中，医疗与护理服务的整合是典型的代表，整合的医疗护理服务可以形成连续的疾病预防、治疗和护理的服务链，通过阶梯式护理提升主动健康老龄化服务体系的协同性。

　　基于广西的政策规划和实际情况，在主动健康老龄化服务体系中，医疗卫生机构的服务内容与老年健康支撑体系基本趋同，主要包括健康教育、预防保健、老年医疗、康复护理、安宁疗护。通过健康教育、预防保健知识宣传等，有针对性地提升老年人的健康素养，减少不良行为，并通过筛查诊断和疾病管理等措施控制内在能力下滑趋势。这些干预措施的主要供给机构应包括各类基层医疗卫生机构和综合医院。基层医疗卫生机构有临近老年人的区位优势，可以通过家庭医生等方式为家庭和社区提供必要的技术支持，在医疗机构之外实现对老年人健康需求的精准干预。老年医疗是整合的临床服务，同样可由基层医疗卫生机构和综合医院提供服务，目的是向老年人提供综合可及的医疗服务。康复护理、安宁疗护等干预措施兼具对内在能力和功能发挥的维护，具有康复治疗和环境性支持的作用，主要供给机构应包括各类康复医院和中医医院。在老年人生命的最后时刻，临终关怀也能因地制宜地为老年人提供必要的医疗措施，维护老年人的尊严。

（三）社区层面主动健康服务体系

　　在广西主动健康老龄化服务体系中，社区的参与是对家庭的补充。在广西，家庭作为服务主体存在两个问题：一是一般家庭缺乏对老年人护理的能力支持。原因在于不是所有家庭都具备保健护理相关的知识和技能，同时护理服务常常需要占据其他家庭成员大量时间。二是家庭规模在不断缩小，老年人独居的比例正在不断提高。因此，家庭护理对广西老年人的支持难以持续，需要其他主体对家庭功能和服务予以补充。从某种意义上来说，社区是除家庭以外最接近老年人的环境，考虑到成本距离等因素，由社区承担护理服务是大势所趋。

　　在广西主动健康老龄化服务体系中，社区的参与也是对医疗卫生机构的补充。从生命历程的视角支持老年人的内在能力就必须实现"医疗＋社会"的整合模式。社区能补充医疗卫生机构服务的原因有两点：第一，相比于医疗机构，社区对老年人失能问题的干预成本更低。由社区护工替代医院的护士可以节约大量护理成本，并产出与之类似的服务。第二，社区服务可提升老年人对医疗资源的可及性，从而实现对健康服务公平性的促进。

基于服务补充的功能定位，社区提供的服务内容包括长期照护和康复护理。这里的"长期照护"是重新定义后的一种正式照护：不仅满足老年人的基本需求，还最大化保障老年人的内在能力、尊严和福祉。其中，能力建设更倾向于老年人的行动能力、认知能力、人际交往能力及贡献社区的能力。社区的康复护理一定程度上对接了家庭和医疗卫生机构的护理服务，既包括康复治疗，也包括日常保健。

医疗护理服务是广西社区养老服务的短板。社区老年人群主动健康服务的发展应从以下三个方面进行：第一，引入专业人才，扩大医疗护理服务队伍。人才是服务的基础，老年人群主动健康服务作为专业性服务需要专业人才提供。第二，鼓励社区建立医疗护理站，为服务对象提供医疗护理、健康指导服务。社区医疗服务需求多为基本的医疗护理服务，相对简单，可以通过整合社区医疗资源，为社区老年人提供医疗护理服务。第三，丰富老年人群主动健康服务方式。广西老年人的医疗护理服务内容具有多样性，如日常的体检、保健、健康知识普及等，社区可以通过聘请专家开讲座、设立志愿组织、与社区乡镇各级医院合作等方式，满足老年人的需求。

由于服务补充的功能性质，社区仍需要保持同家庭和医疗卫生机构的紧密联系，发挥广西主动健康老龄化服务体系的合力，满足老年人个性化的健康需求，保证老年人在生命历程中连续的服务支持。

（四）小结

综上所述，广西主动健康老龄化服务体系以老年人为对象，以老年人的内在能力和功能发挥为目标，以供需互动为桥梁，旨在向老年人提供安全、可及、高质、高效的服务。服务体系内部的参与主体分别是家庭、医疗卫生机构和社区。各个主体功能不同，提供的服务也不同，各功能间相互联结支持、服务相互补充替代。通过阶梯式护理满足不同老年人的护理需求，最大化提高服务的综合连续性。同时，主体间的比较优势确立了不同时期服务主体的主次，协调各个主体的角色共同满足老年人在不同生命历程的需求，使体系效率最大化。

三、广西慢性病人群主动健康服务体系的实证研究

根据广西慢性病管理的相关环节，慢性病主动健康服务体系包括社会科普层

面主动健康服务体系、公共卫生层面主动健康服务体系和医疗机构层面主动健康服务体系。

（一）社会科普层面主动健康服务体系

以社区为单位，以慢性病健康知识为核心内容进行科普作品的创作与传播，形成多维度精准慢性病健康科普传播模式，即通过社区、网络、平台三个维度的健康科普传播，让"定制化"的慢性病知识精准传输给广西全人群，提升公众的健康素养水平。

随着健康传播4.0时代的到来，健康传播的内容极大丰富，但也存在大量无效信息甚至虚假信息，因此健康信息的传播需要"把关人"的角色。广西政府紧紧围绕国家科普战略的方针政策，将健康科普工作纳入党政工作要点，以社区为依托，多部门联动，形成健康科普宣传合力，通过专家报名、科室推荐、基地评选等方式，组建慢性病健康科普专家库，涵盖心血管、内分泌、消化、呼吸、神经、肿瘤、儿科、五官、皮肤、急诊急救、临床营养、疼痛、院感、护理等多学科领域。

科普内容是科普传播的重点。科普内容是否正确和吸引人，对科普传播效果具有重要影响。在广西，社区宣传部门严格履行科普信息内容管理的主体责任，组织慢性病健康科普专家库的专家进行科普内容的编撰、审核，以慢性病健康知识为核心，围绕心脑血管疾病、消化系统疾病、呼吸系统疾病、癌症防治、运动健康、过敏性疾病、疼痛管理、老年健康、心理健康等话题创作科普作品，覆盖妇幼、青少年、中老年等全人群、全生命周期健康。

健康知识普及以提高居民健康水平为宗旨，以问题和需求为导向，从社区、网络、平台三个维度出发，拓宽广西慢性病人群对健康知识的获取途径，有针对性地制作、发布并传播慢性病科普知识。其中，社区——依托各大社区医院慢性病健康教育基地，开展门诊宣教、住院宣教、线下讲座、线下义诊及患者俱乐部活动等；网络——依托微信公众号、视频号等融媒体渠道及媒体合作形式，制作并发布科普文章、科普视频、科普直播等；平台——打造健康科普服务平台，开设科普文章、科普视频专栏并实现特定人群对应科普内容的精准推送。三个维度相辅相成、相互支撑，确保科普内容更具针对性、权威性，传播形式更加多元化、可视化，提高科普受众的接受度与满意度，打造独具特色的医院精准健康科普品牌，推进广西健康科普服务高质量发展。

（二）公共卫生层面主动健康服务体系

在重大疫情防控中，"预防为主，防治结合"的基本防控原则是主动健康理念的重要体现。如何"完善广西重大疫情防控体制机制、健全广西公共卫生体系、增强应对突发重大公共卫生事件的能力"成为当前亟待解决的问题。主动健康理念下广西的公共卫生体系建设是以预防为主、以防治结合为主要手段，通过构建强大的公共卫生体系、健全预警响应机制、全面提升防控和救治能力来实现主动高效的公共卫生治理。从健康风险特征角度出发，以人为中心的整合协同健康服务体系对于疫情防控和促进健康有重要意义，可强化主动健康激励机制，增强基层公共卫生能力。公共卫生层面的主要机构为各级疾病预防控制中心。

随着广西经济社会的发展，以及工业化、城市化、老龄化进程的加快，疾病谱正在发生变化，慢性病的危害日益增加。由不良行为和生活方式造成的高血压、糖尿病、恶性肿瘤、精神病等慢性病发病率不断攀升，但目前广西慢性病监测还处于初级阶段，很多基层医疗卫生单位只是应付工作，忽视工作效果。面对广西人民日益增多的公共卫生服务需求及仍然严峻的防病形势，承担着为广西人民健康服务、为社会经济建设服务的疾病预防控制中心，由于人员编制和工作经费等问题未落实到位，其工作职能难以更好地发挥。还需进一步加强疾控体系建设，更好地发挥疾病预防控制中心的工作职能。

广西壮族自治区疾病预防控制中心（以下简称"广西疾控中心"）作为慢性病防控的关键环节，主要通过以下3个方面不断加强关于慢性病主动健康服务体系的建设。

（1）加大投入，确保疾控工作经费。一是加大疾控投入，保证各级疾病预防控制中心编制人员全额配备，保证人员工资、办公经费。二是加大专项经费投入。广西政府要加大专项投入，保障基层配套经费，加强重点传染病和慢性病防治工作，确保各级疾病预防控制中心正常开展防病工作。

（2）注重实效，改进慢性病管理模式。加强对慢性病管理应成为广西疾控中心当前的主要工作。慢性病工作内容应拓展，工作位置应前移，强化主动干预。一是开展以控制慢性病危险因素为核心内容的广西人群健康生活方式行动，应以合理膳食和适量运动为切入点，倡导和传播健康生活方式理念，提高广西人群慢性病知识知晓率和自我保健意识，使其掌握健康生活方式技能，预防慢性病或减少慢性病患者机体的功能障碍。二是探索更好的慢性病管理模式，改变当前应付了事的工作态度，制定操作性强的考核标准，确保各项工作落到实处；充分利用各种社会资源，如社区、教育机构、医疗机构等资源，调动广西各界人士广泛参与，大力提高管理效果，让患者由被动接受管理逐步转变为主动参与管理。

（3）创新模式多措并举，推进改革培养人才。随着疾病预防控制知识的不断更新，人才培养显得尤为重要。如果没有专业的人才，即使有充分的资金和设备投入，也难以发挥其应有的作用。为此，广西疾控中心积极探索人才培养模式。一是深化人事分配制度改革。积极推行单位岗位设置管理工作，实行一岗一薪和绩效工资制，将工作业绩和工资挂钩，多劳多得，充分调动广大职工的工作积极性；同时，实行卫生事业单位全员聘任制，打破"大锅饭"，为"能干事、想干事、干成事"的人才搭建平台。二是培养学科骨干带头人。安排一定资金用于人员业务培训，选拔一些年轻的具有较高学历和丰富实践经验的骨干，采取选送进修、培训等措施，着力培养自己的专家和学科带头人。三是做好全员培训工作。加强广西在职卫生技术人员的岗位培训和继续教育，制订措施奖励及时取得学历和从业资格的人员，培养实践能力强、适应能力强、奉献意识强的复合型人才。

广西疾控中心不断加强慢性病防治信息化支撑与应用能力，基于电子健康档案的慢性病一体化管理系统，逐步实现从"以病种为核心的单病管理系统"转变为"以人为核心的综合管理系统"。该系统基于广西个人慢性病健康管理档案、慢性病综合管理信息登记和整合风险评估功能，实现广西健康人群、高危人群和患病人群的自动分类，依托医生服务站提供高血压、糖尿病等多种慢性病的筛查、干预、管理、治疗等管理全程的一站式服务提醒功能，实现临床和预防服务可在诊间整合提供。

广西疾控中心在一些社区卫生服务中心开展慢性病综合危险因素精准化采集、监测及精准化综合风险评估、疾病筛查、诊疗干预、随访等服务，创新形成以"诊前精准化评估＋规范化监测、诊中数据共享服务整合＋决策辅助、诊后标准化健教＋智能化随访"为特点的新型社区健康管理服务模式，使社区服务减量增效。

广西疾控中心还负责引导基层卫生服务机构普及慢性病相关知识，监测居民健康生活方式，定期发布慢性病预防或控制相关信息，预防慢性病的发生。

（三）医疗机构层面主动健康服务体系

广西慢性病主动健康服务体系的核心转变是化被动医疗为主动医疗。对于患病群体，打开了与医生群体双向互动的渠道，在接受医护主动提供慢性病管理的同时，也能更好地发挥其自身主动性，最终达到及时准确主动管理自身慢性病的目的。在广西，医疗机构要长期跟进患者疾病的发展，从而更好地获得患者相关疾病指标的连续性变化，及时主动地针对性修改患者的慢性病管理方案。在此基础上，随着广西慢性病体系的发展，利用大型综合公立三级甲等医院牵头的医联体之间的协同与互动，建立以病种为单元的广西慢性病专病医联体，推进信息共享、互联互通；同时，使用"互联网＋"技术实现线上线下结合，最终打造一个规范化、连续性的协同慢性病管理体系。

广西医疗机构层面主动健康服务体系旨在通过建立标准化随访流程，为疾病的随访提供可及的临床随访路径。医疗机构层面主动健康服务体系的标准化服务流程包括以下 5 点。①入组筛选评估：根据患者意愿，结合患者病史、检查结果等综合判断。②建立健康档案：向患者详细介绍可供选择的慢性病主动健康服务体系服务方式、内容及其优缺点，建立健康档案，通过前期建立的疾病管理随访模板制订随访计划。③门诊随访管理：根据随访诊疗计划，在计划随访时间前利用 AI 电话、短信、医院预约软件与患者沟通随访时间；利用慢性病随访门诊给预约随访时间内的患者提供免挂号的团队诊疗服务，并定期完善相关量表及检查评估。主管医生可根据患者病情变化及时调整诊疗计划，对于有特殊病情变化的患者，提供网络、电话咨询，必要时可安排计划外访视及处理，也可申请院内会诊、协助入院等。④个性化健康教育：构建疾病健康宣教库，根据患者自身情况及疾病发展情况，由团队成员制订个性化的健康宣教计划，由系统自动推送至患者移动端，进行自由宣教；配合线上健康咨询，实现患者多维度、多途径接受健康教育。⑤质量控制与持续改进：阶段性汇总随访档案，项目组分析随访情况并提出下一步随访方案。团队及项目组内专家分析随访记录，根据病情及转诊意见综合评估，及时调整管理方案；同时，定期进行患者满意度调查及项目质量控制评价，从患者和临床医护反馈两个方面，不断完善和改进现有的慢性病管理体系。

在广西，部分医院慢性病主动健康服务体系信息管理平台实现了医生移动端—电脑端业务管理闭环，模块覆盖患者管理、健康宣教、随访表单、查看日程等常用工具。管理端通过智能推送和 AI 电话机器人完成事务性工作。通过数据大屏可以直观地显示各个项目组的运行情况，使管理数据一目了然，达到辅助质控的目的。科室端可以直观地显示该科室慢性病项目运行情况及动态数据，使工作流程及工作量更清晰，计划随访日程更明确，能更好地提升工作效率；同时，针对不同病种个性化地展示重点指标、患者治疗效果质控、智能治疗分析等，引导该慢性病项目组进行持续质量控制与改进。此外，为了满足不同病种的需求、完善除随访闭环外的长期检测和健康宣教模块、更好地反馈和体现流程的效果，广西部分医院慢性病主动健康服务体系管理平台针对性推出各类特色应用（患者端），包括智能专病随访提醒、智能高危患者筛查预警、智慧护理／院外监测、多媒体健康宣教等。患者通过平台向医疗团队发起线上复诊，平台可满足线上咨询、"线上处方＋药品配送"、线上宣教等需求，使患者真正足不出户就能享受完整、专业、连续性的复诊服务。

近年来，广西在政策的指引下，发展"互联网＋医疗健康"，建设面向医疗领域的工业互联网平台，加快推进互联网、区块链、物联网、AI、云计算、大数据等新一代信息技术在医疗卫生领域中的应用；推进医联合体内信息系统统一运营和互联互通，加强数字化管理，满足居民家庭医生签约、上门入户特需医疗服务、慢性病用药指导等多样化服务需求。

广西在医疗机构层面，借助 5G、物联网等技术，搭建慢性病管理主动健康云平台，将基层医疗机构服务慢性病管理职能与运动干预慢性病相结合，线上云平台与线下家庭医生、运动干预相辅相成，探索基层医疗机构体医融合发展模式，为慢性病患者持续性健康管理打下坚实的理论与实践基础。主要通过以下多种形式实现。

（1）慢性病管理主动健康云平台基于 5G、物联网等技术，充分利用"互联网＋"整合多学科资源，实行家庭医生首诊责任制，为患者建立智能健康档案卡；将患者病史信息、家庭医生服务、临床诊疗用药信息、运动饮食干预方案等具体化、数据化，以慢性病患者为中心，通过平台创新、跨界合作、质控管理等方式，提高慢性病管理服务的水平和能力。

（2）慢性病管理主动健康云平台基于 5G 通信传输技术，将慢性病管理线上云平台、可穿戴设备（手表或手环）、传感器、慢性病指标智能化检测设备、慢性病运动干预系统等装置进行有效连接。线上云平台主要包括三级端口：一级端口为基层医疗机构（社区医院或卫生院）管理中心，负责整个辖区慢性病管理和数据分析；二级端口为社区卫生服务站（或家庭医生签约点），是以社区为单位的慢性病人群直接服务端口；三级端口为慢性病患者或以家庭为单位的慢性病管理单元。三级端口时刻联动，信息及时反馈、发送，构成慢性病即时管理网络。

（3）慢性病管理主动健康云平台通过慢性病患者个人健康档案的建立和不断完善，持续性监测患者健康状况，为患者制订个性化的就诊计划、用药方案，以及发放运动处方，主要包括运动类型、运动强度、运动时间、运动频次、注意事项、进阶方案等。同时，根据患者临床敏感指标，设置运动风险和预警机制，避免康复训练风险。与此同时，线上线下相结合（线上，平台管理、专家咨询、康复训练指导、视频学习等；线下运动干预慢性病站点三级管理、治疗），充分利用慢性病康复云平台，实现康复云医院、运动云指导。

（4）线下管理体系建立运动干预慢性病站点三级管理机制，即基层医院慢性病体质监测与运动康复治疗中心（专科治疗室）—社区评估治疗点（可设置在社区家庭医生工作站）—居家康复训练指导。在医院层面，划定专门区域建立慢性病体质监测与运动康复治疗中心或治疗室，包括评估室（血压、血糖评估、肺功能、心肺运动实验系统、运动功能测试等）、体质监测室（国民体质测试十一项系统等）、运动康复室（康复治疗、康复训练、居家指导、动作拍摄、视频拍摄）等。

（5）建立运动指导培训体制，开展运动处方师的多级培训，积极推动运动处方、运动康复知识学习和普及，形成运动处方师培训讲师（医治护）—运动处方师（医治护）—社区运动康复指导员三级培训管理体制。通过运动处方师网格化管理和普及，增强社区慢性病患者的运动康复意识和行为，以社区为单位建立慢性病患者自发提示、监督小组，将家庭医生融入其中。一方面监管、服务所在片区的慢性病患者，另一方面也可以积极践行"运动是良医"的口号。通过合理运动介入、良好生活方式的养成，逐步改善体质机能，减少慢性病患者的用药量和降低就医频率，同时减轻医疗负担和家庭医生的工作量。

（6）注重数据化管理，详细记录药量使用、就医次数、运动训练量、指标检测等，形成周期性、完整性、可靠性的数据积累，为未来区域性慢性病管理研究打下扎实的基础。

广西慢性病主动健康服务体系依托互联网医院，可通过线上诊疗、在线咨询、电子化患者管理等智慧医疗工具，为患者提供线上连续性医疗服务。一方面减少患者往返医院次数，另一方面健全完善患者电子档案，让慢性病连续性管理服务可追溯、可延续。通过"线上＋线下"的健康宣教方式，帮助患者了解疾病相关知识，从而提高慢性病患者依从性，更好地实现自我管理；同时，利用智慧型工具大幅提高医疗团队工作效率，提高医患沟通效率和医护人员碎片化时间利用率，减少纸质版档案整理时间。

第二节　广西主动健康示范基地建设

健康是促进人类全面发展的必然要求，是经济社会发展的基础条件，是实现国家富强、民族振兴的重要标志，也是全国各族人民的共同愿望。党中央、国务院高度重视人民健康，把保障人民健康放在优先发展的战略位置，作出实施健康中国战略的决策部署，先后印发了《"健康中国 2030"规划纲要》《"十四五"国民健康规划》等文件。广西 2022 年、2023 年连续两年的政府工作报告中都提及"探索构建主动健康服务体系"，鼓励和支持广西健康事业的发展。结合广西的卫生健康事业发展战略，应充分发挥广西壮族自治区人民医院在主动健康创新体系能力、技术资源、人力资源、产业链资源等方面的优势，系统深入做好主动健康示范基地建设工作，加快形成具有广西地方特色、可复制、可推广的主动健康服务模式。

一、基础条件

广西壮族自治区人民医院成立于 1941 年，是自治区人民政府主办、自治区卫生健康委直属的广西规模最大的三级甲等公立医院。医院在广西率先开展多学科协作健康管理的探索与实践，成立脂肪肝联合门诊等 19 个多学科健康管理门诊。医院坚持以临床应用创新和转化为核心，内部鼓励创新，外部借势借力约翰霍普金斯大学、北京协和医院等顶尖科研平台，建立符合医院实际的科技创新体系。为进一步探索主动健康，医院启用多学科健康管理平台办公室，依托 5G 智慧医疗等新兴信息技术，结合主动健康医学模式，开辟广西地区主动健康新赛道。

（一）完善信息化体系，配套政策，引领医疗健康变化

1. 建设"3+1+2"主动健康信息平台

（1）建立完善且科学的主动健康引擎与疾病模型库。

基于医院临床业务数据建立面向区域医疗卫生机构的慢性病与专病引擎及疾病模型库，为辖区医疗卫生机构专病临床指导、病患发现与筛查等方面提供技术与系统支持。

（2）建设覆盖全人群、全生命周期的医疗健康大数据平台。

通过主动健康管理平台的建设，在融合公共卫生数据、医疗数据、知识库系统、个人体征数据等数据源的情况下，利用疾病模型与引擎，结合健康管理标准与规范，以人为核心、以时间为尺度、以疾病等为节点，构建覆盖全人群、全生命周期的医疗健康大数据平台，在为机构与个人提供数据支撑服务的同时，为后续基于专病、专项的疾病研究提供科研服务支撑。

"3+1+2"主动健康信息平台整合了全区域智慧医疗"产、学、研、用、管"全链条数据资源，构建以主动健康科技为引领的一体化健康服务体系。"3+1+2"主动健康信息平台的建立与运行是主动健康服务实践的基础。

2. 实现多来源数据对接与一致化管理

医院依据国家、部委及行业标准，对多方数据进行整合处理，完成信息化数据采集标准撰写。院内数据均依据该标准进行采集，历史疑难数据和孤岛数据通过人工清洗赋值接入平台完成标准化管理。

3. 完善各级主动健康中心数据流转路径

自治区级主动健康中心需对接广西 14 个地市的服务数据，外系统数据采用接口上传的方法，各级主动健康中心依据自治区级主动健康中心接口标准上传本地数据，各级主动健康中心也可以下载转诊到本地区管理的客户数据。

（二）发挥龙头优势，创新驱动，提升服务社会发展能力

医院是主动健康服务领域的先锋部队。医院大力建设"3+1+2"主动健康信息平台，推进科技信息资源共享，结合国家和人民的需求，积极推动产学研合作协同创新，致力研发可改善人民群众健康状态的营养膳食产品、健康干预方案、健康干预 APP 等，缩短主动健康理论研究与健康产业化的时间与路径，完善主

动健康服务体系成果产业化的过程。

二、总体思想

（一）指导思想

2021 年"十四五"国家科技战略规划提出加强对主动健康干预等前沿技术手段的研发。主动健康作为健康中国战略背景下应运而生的一种新的医学模式，符合新时代医疗卫生事业发展的前进方向。医院将全面落实国家科技战略规划，积极贯彻国家实施健康中国战略的总体部署，弘扬"诚信、创新、协同、共享"的核心价值观，构建具有广西特色的主动健康服务模式，推进五级主动健康服务体系落地，推动"健康中国 2030""互联网＋"深度融合，加快改造提升医疗传统模式，创造新供给，培育新增长点，引领健康产业不断发展壮大，向高端迈进；发挥省级医疗机构的资源优势和辐射作用，带动壮族地区区域主动健康创新创业，实现健康产业融合发展；探索形成主动健康服务模式和典型经验，成为主动健康示范基地的典范。

（二）战略定位

（1）服务人民使命。医学技术的发展离不开人民的信任与支持，站稳人民立场，医疗机构才能生存和发展自身，脚下的路才能走得更为坚实。医院始终把改善人民生活、增进人民福祉作为一切工作的出发点和落脚点，心中常思百姓疾苦，修医德、行仁术，自觉同人民想在一起、干在一起，着力解决群众的操心事、烦心事，用优质的服务增进人民健康福祉。

（2）服务国家战略需求。党中央、国务院高度重视人民健康，把保障人民健康放在优先发展的战略位置，作出实施健康中国战略的决策部署。医院适应新形势新变化，积极响应广西壮族自治区政府工作报告在"推进健康广西建设"方面提出的"探索构建主动健康服务体系"政策，开展主动健康探索，构建主动健康服务体系。

（三）基本原则

1. 坚持问题导向，探索并建立主动健康服务机制

医院根据国家健康战略发展要求和人民群众的需求，系统梳理医院在开展医疗服务工作的体制、机制及资源配置等方面的问题，从源头解决影响人民群众身心健康的核心问题，攻坚克难，充分发挥医学的背景优势，积极探索并建立主动健康服务机制。

2. 坚持开放共赢，发挥引领辐射作用

医院强化主动健康服务体系相关的共享生态圈的建设，聚焦主动健康服务流程的关键节点，搭建主动健康大数据共享云平台，形成开放共赢的良好局面；建设成为广西医疗健康行业医疗服务转型升级的典型示范，发挥引领辐射作用。

（四）总体目标

通过 3～5 年的努力，到 2025 年建成国内领先的主动健康服务体系，有效促进医疗服务改革，提升医院医疗健康水平和社会服务能力。

（1）培养一批主动健康行业领军型人才，树立榜样人物，传播主动健康文化。引导人民群众树立正确的健康观念，提升人民群众的健康素养，引流集聚更多海内外优秀人才投身主动健康服务事业，为医疗卫生事业提供生力军。

（2）建成具有产学研核心能力的主动健康大数据云平台。通过院内外医疗健康资源的有效整合与合力发展，建设具有医疗数据量、先进健康干预模式、完善医疗支出的大数据云平台，为主动健康服务模式提供人才、政策、技术、推广等方面保障。

（3）培育一批具有社会创新与健康价值的创业项目，发挥创新创业与主动健康相结合的作用。通过创业的力量、市场的力量，满足人民群众对健康的需求，解决或缓解当前主要的医患关系矛盾，提升社会和谐发展程度。

三、主要任务

根据主动健康示范基地建设的指导思想、战略定位、基本原则、总体目标，其主要任务可归纳为以下四点。

（一）以筹建主动健康示范基地为契机，统筹被动医疗向主动健康转变的改革工作，提高人民群众的健康水平

通过梳理整合医疗单位主动健康相关工作的资源与人才，围绕服务理念、服务对象、服务提供者和服务内容等方面统筹开展主动健康工作；同时，瞄准 AI、物联网等新一代信息技术重点领域，重点进行定向人才培养和健康管理工作；以主动健康示范基地为核心，动员社会力量广泛参与形成主动健康管理平台，向全社会开放，为主动健康示范基地持续赋能。

服务理念从以疾病为中心转变为以健康为中心，注重根据不同人群的特点针对性地做好健康促进和教育，努力使个人通过文件能够了解必备的核心健康知识与信息、能够掌握获取有关知识和信息的渠道与方式，让健康知识、行为与技能成为全民普遍具备的素质和能力，形成自主自律的健康生活方式，推动把"每个人是自己健康的第一责任人"的理念落到实处，努力使群众不生病、少生病，提高生活质量。服务对象从以患者为中心转变为以人为中心，体现健康的全生命周期；聚焦每个人关心、关注的生活行为方式、生产生活环境和医疗卫生服务问题，针对每个人在不同生命周期所面临的突出健康问题，提出系统、细致的建议。服务提供者整合健康、体育、养老和教育等多种服务实体，坚持大卫生、大健康理念，从个人、家庭、医院、社会、政府多方面协同发力；强化部门协作，调动全社会的积极性和创造性，实现政府牵头负责、社会积极参与、个人体现健康责任。服务内容由单一疾病诊疗转变为涵盖疾病预防、诊断、治疗、康复、护理、健康维护的全健康服务链，加强行为和环境危险因素控制，强化慢性病早期筛查和早期发现，推动由疾病治疗向健康管理转变；加强医防协同，坚持中西医并重，为居民提供公平可及、系统连续的预防、治疗、康复、健康促进等一体化的慢性病防治服务。

（二）以主动健康示范基地为核心，推动主动健康管理模式研究工作，促进主动健康医疗适应时代前沿及人民群众的健康需求

主动健康管理模式是坚持政府主导，充分调动全社会的积极性，强调个人是健康的"第一责任人"，以信息学和生物组学等新技术为支撑，推行健康生活方式，有效监测和干预健康危险因素，促进全民健康的健康管理新模式。主动健康

管理模式涵盖了提升健康管理素养、精准预测健康风险、有效干预健康结局和全面提升健康水平的综合健康理念，旨在通过居民主观的预防方式有效控制疾病的发生和发展，提升居民健康素养，减少医疗资源浪费，提升全民健康水平的同时带动医疗健康产业蓬勃发展，以主动健康示范基地为核心，形成可复制、可推广的主动健康管理模式。

（1）提升健康管理素养是提高全民健康水平最根本、最经济、最有效的措施，也是推行主动健康管理模式的基石。提升居民的健康素养，不仅需要提升居民的综合健康素质，更需要提升医疗卫生从业人员的健康素养，即将健康素养纳入从业人员的执业准入和职业晋升的评价考核中。

（2）精准预测健康风险。加强信息调研和数据收集，对健康风险及其不良影响进行评估，并积极制定政策与措施，减少或根除对应的健康风险。

（3）智能预警健康事件。主动健康管理旨在覆盖所有社会群体，围绕个人的全生命周期不断运行，实行动态管理，借助大数据、AI 等技术，打造健康数据中心和集中式、远程化的数字监测系统，通过科技手段分析健康事件，提前预警和预测并减少风险因素，从而实现有效防控。

（4）有效干预健康结局。有效的健康干预是对个体或群体的健康状况进行评价的过程，有效的公共卫生类干预方式需要不同社会层面的参与以实现效果最大化。

（5）全面提升健康水平。要加强主动健康管理教育，鼓励积极开展主动健康管理服务，促进主动健康监测及调控技术产品的研发，探索新型主动健康管理服务模式，开发服务共享云平台等应用。

（三）统筹主动健康管理平台，提升全区主动健康管理服务水平

以健康状态的动态辨识、健康风险评估和健康自主管理为主攻方向，重点突破人体健康状态量化分层、健康信息的连续动态采集、健康大数据融合分析、个性化健身技术等难点和瓶颈问题，构建以主动健康科技为引领的一体化健康服务体系，提升健康保障能力和自主性，实现对"全人群、全方位、全生命周期"三位一体的主动健康管理，提升健康管理服务水平。

医院利用区块链、大数据、AI、云计算、物联网等新一代信息技术，创新打造主动健康管理平台，整合全区域智慧医疗"产、学、研、用、管"全链条数据

资源。该平台的建设将通过数据集采，利用沃度神经系统进行数据建模，将人体健康情况、日常活动、运动能力、社会适应等密切相关的内容进行有效整合，区别于医疗体检（针对疾病）、国民体质监测（针对身体素质）、功能医学、分子生物学进行疾病相关测评的形式，模型应包括心肺功能、运动功能、代谢功能、脑认知功能、中医症状辨识、心理功能和社会适应等方面，确定每个身体特征项目的评价标准，对每个细小的单元结果赋予权重，然后对每个项目占整体的权重进行评估，从而得出整体健康功能状态的评估结果。而后，通过对大样本人群的测试，整理得出人体健康功能状态的评价标准，平台实现数据采集、健康评估、干预计划制订、医疗介入等。数据采集包括体检数据、生活习惯和患病记录等数据，通过数据分析实现健康评估，并针对相应的人群制订干预计划，通过医生或健康管理师指导人群进行调理。

同时，建立五级主动健康中心。五级主动健康中心层层推进，实现信息互联互通，资源共治共享，直到广西人口全覆盖。以主动健康管理平台为基点，通过开放端口给广西 14 个地市、111 个县（市、区）、1118 个镇（乡）的医疗卫生机构，共享所有诊疗、电子病历、报告等数据资源，融合 PC 端及微信小程序、公众号等面向广西群众开展健康管理服务；通过大数据算法实现健康科普资料、随访计划、健康计划的精准推送，结合 AI 及机器学习技术实现健康智能小助手功能，对患者的问询进行答复、对群众进行科普宣教，实现集健康对象数据采集、风险预警、风险评估、健康干预、科普推送、智能管理于一体的全方位主动健康管理功能，引领主动健康服务模式变革、智能预防与健康关键技术突破，引导全区人民健康生活方式的改变，同时带动商业支付方式、医疗服务网络体系等服务链和产业链的发展。

四、保障措施

（一）组织保障

为推进主动健康基地规划、建设、管理等相关工作有序开展，成立以院长、书记、主管副书记等为领导班子的广西壮族自治区人民医院主动健康示范基地建设领导委员会，负责医院主动健康示范基地建设项目的领导工作。领导委员会定期召开会议，听取相关工作进展报告，并研究部署示范基地建设的重大事宜。

（二）实施保障

领导委员会下设协调委员会和执行委员会。协调委员会由医院教学部、科研部、办公室、信息科、健康管理研究所和各临床专科分管领导构成，主要功能为协商基地工作方案，沟通信息，协调组织资源，以及制定相应政策和管理规定；执行委员会（挂靠健康管理中心）是主动健康示范基地建设的运营管理机构，在领导委员会的领导下负责推进基地的建设。执行委员会由执行主任和分管四个重大平台及其他事务的副主任构成，平台下设项目负责人。

（三）纪律保障

在项目实施过程中加大项目管理力度，根据程序，严格质量把关，严格按时完成任务，定期进行项目公示。公示内容包括项目建设进度、建设内容、建设资金、项目验收、质量监督等相关要求，主动接受社会监督。

（四）制度保障

建立理论学习和研究的长效机制。医院对主动健康示范基地建设项目实行定期遴选、目标管理、绩效考核评估等管理办法。每个季度进行一次优秀主动健康项目的遴选，各入选项目负责人依据建设方案执行每一阶段的实施计划，实施过程中建立工作落实督导机制，明确工作指标和时间节点，医院各部门各单位协同联动，发现问题及时纠正；每年末进行项目的考核评估，确保各项工作按方案要求高质量落实。

（五）资金保障

主动健康示范基地建设是医院和政府的重要工作。医院全方位做好资金筹措工作，确保主动健康示范基地的建设顺利进行。基地建设期，资金来源分为两大块，一是医院自筹，二是政府支持。医院按照项目管理要求，实现项目专人负责，专款专用。基地建成后，资金主要来源于三个方面：企业投资、平台经营（佣金、广告费、知识产权许可、服务费、投资收益等）、政府项目支持。项目建设经费做到统一管理、专款专用、层层落实、跟踪过程、监测绩效。对项目建设需要向社会开放的采购，通过政府公开招标，阳光采购，资金使用能够专款专用、节约高效。

（六）宣传保障

医院将大力宣传主动健康示范基地的建设情况和示范经验，把主动健康政策和优秀做法通过各种媒体向社会广泛传播，争取人人了解主动健康、支持主动健康、参与主动健康。

第三节　构建主动健康服务体系创新实践案例

针对各类患者的健康管理，全国多地各单位进行了有效的探索，依托 AI、物联网、云计算、大数据等新一代信息技术，实现针对预防、筛查、医疗、慢性病管理等各个环节的健康信息感知，并通过数据分析实现健康评估，根据需要针对相应的人群制订干预计划，医生或健康管理师指导人群进行调理，建设全人群、全方位、全生命周期的主动健康服务体系，形成主动健康智慧医疗模式。

一、上海交通大学医学院附属瑞金医院：AI 大模型进入医院，为患者和医生提供智能导诊、病理分析等主动健康服务

上海交通大学医学院附属瑞金医院是一所三级甲等大型综合性教学医院，连续 4 年在国家三级公立医院绩效考核中获得 A++ 的最高评级。医院以建设面向未来的"亚洲一流的示范性医院"为目标，努力把瑞金医院建设成全球医疗新技术缔造者及策源地、国家全生命周期健康服务示范地、上海公共卫生应急和灾害救援地、社会亟需医卫健康从业者培训地。近年来，医院积极开展医疗数字化转型实践，大力推行数字化医疗流程管理。2021 年 10 月，上海市数字医学创新中心在瑞金医院成立。

瑞金医院与商汤科技合作打造的多院区智慧影像云平台，基于大模型赋能，在多院区医疗影像互联互通的基础上，实现了覆盖多部位多病种的放射、病理 AI 辅诊诊疗，助力跨院区诊－疗－愈全流程，提升临床诊疗效率。

除了放射影像，瑞金医院病理科还实现了数字化和智能化转型。基于高分辨率的全尺寸数字病理切片图像，智慧病理辅助诊断系统可以自动对数字病理切片

进行 AI 分析，快速定位可疑病灶区域，并检测出异常细胞。目前，相关算法已覆盖消化道活检病理检查、TCT 宫颈细胞学筛查、乳腺免疫组化量化分析等一系列场景，缓解了病理医生工作量超负荷的问题，显著提高了阅片效率。

对于医生而言，坐在家中即可完成远程实时视频会诊、在线共享阅片，突破了传统诊疗模式中时间、空间的限制，显著提升了诊疗便捷性，并能更及时响应基层医院患者影像会诊需求。而面向患者端，个人云影像健康档案功能可让其在完成影像检查后，第一时间在移动端查看完整清晰的影像报告及历史影像报告信息，并支持分享和发起互联网在线会诊咨询，提升患者就医体验。

在建设国家医学中心、推进长三角一体化发展的过程中，瑞金医院借力 5G、AI 等新技术，构筑高效、高质量的智慧医疗新场景，有效解决传统医院在时间、地域、资源和成本上存在的局限，使患者告别舟车劳顿，在家门口就能享受高质量的医疗服务。

二、中国科学技术大学附属第一医院：积极推广癌症筛查早诊早治适宜技术

中国科学技术大学附属第一医院（简称"中国科大附一院"）始建于 1898 年，现已发展成为一所设备先进、专科齐全、技术力量雄厚，集医疗、教学、科研、预防、保健、康复、急救于一体的省级大型三级甲等综合医院。作为安徽省规模最大的三级甲等综合医院，同时也是华东单体最大的医院，中国科大附一院以较强的技术水平和服务能力，引领安徽省国家级高水平医院建设。作为国家区域医疗中心，中国科大附一院携手国内一批优秀的物联网、大数据、人工智能领域企业，打造了基于智能化平台的智慧医院新模式，为患者提供多重便利服务，高效支撑"医教研"，便捷服务"医患管"，智慧管理"人财物"。

安徽省肿瘤登记年报（2022 年）数据显示，安徽肿瘤登记地区恶性肿瘤（癌症）发病率（粗率）和死亡率（粗率）分别为 282.45/10 万与 167.05/10 万，中国人口标化率分别为 191.45/10 万与 103.67/10 万。中国科大附一院作为安徽省唯一技术负责单位和省级培训基地，积极探索省—市—县三级联动的癌症筛查与早诊培训模式，在癌症筛查与早诊领域大胆开拓、积极创新，把癌症筛查和健康管理相结合，取得了令人满意的成果，并通过对基地师资进行统一培训提高同质化教学水平，提升了医疗机构癌症筛查防治与健康管理水平，为促进安徽省癌症早期

筛查与诊治规范化、系统化发展奠定了良好的基础。中科大附一院持续联合全省各级癌症防治与健康管理优势资源，在国家项目办和安徽省卫健委指导下开展人才培养，推广重点癌症筛查与早诊技术，提高各级医疗卫生人员的癌症防治和健康管理能力。同时，中科大附一院积极探索建设具有安徽特色的癌症防治与健康管理分级培训及工作模式，为提高安徽省癌症筛查与早诊能力提供有力支撑，使癌症患者得到更好的治疗，为加快推进健康安徽建设贡献力量。

三、湘雅医院：打造"5G 智慧健康养老"模式

中南大学湘雅医院是国家卫健委直管的三级甲等综合医院、国家老年疾病临床研究中心、国家区域医疗中心，是名副其实的"国家队"。移动医疗教育部 – 中国移动联合实验室是湘雅医院多个省部级重点实验室之一、中南大学 10 个国家和教育部重点实验室之一。借助 5G 物联网、大数据、云计算、AI 技术等，湘雅医院受湖南省卫健委、湖南省民政厅、湖南省工信厅、湖南省老龄办等四部门委托成功建设了湖南省医养结合智能服务平台，联通了多级医院、养老院、基层社区医疗机构、第三方服务机构，建立了健康教育、预防保健、疾病诊治、康复护理、长期照护、安宁疗护的全生命周期服务体系，提供院内院外一体的医疗健康全过程服务。

湘雅医院牵头打造的智慧医养康养体系是老龄化科技应对与健康中国战略面向中国最主要的居家社区场景化落地的新思路，同时也是应用先进信息技术响应国家"以治病为中心向以健康为中心"转变的智慧医疗健康落地新举措。

针对老年人看病就医全流程中存在认知、交互、场景化服务等困难，湘雅医院创新性地构建"5G 智慧健康养老"模式，通过互联网提供上门服务，并研发适合于老年人使用的移动端和电视端应用，配备老年人摔倒报警系统，编制老年人常见疾病的规范化宣传手册等，让老年人知晓、接受并乐于使用智慧医养服务。针对老年人不太会使用智能手机的难题，技术人员参照工信部适老化设计的标准，研发了适合老年人使用的大图标、高对比度的医养服务老人端 APP，同时支持语音输入、语音搜索，并让老人端和子女使用的家庭端 APP 形成联动，让子女协助输入老年人相关医疗健康档案并共享。针对老年人常见的跌倒问题，湘雅医院团队应用国内最先进的毫米波雷达设备，安装在卧室、卫生间和客厅，在不侵犯老人隐私的同时做到实时跌倒报警，第一时间告知子女和家庭医生，可防

止脑卒中、心肌梗死或摔倒无法及时救治而带来的严重后果。

长沙县果园镇卫生院已形成了"湘雅医院—县级医院—乡镇卫生院—村卫生室"多级联动、用户线上下单医护线下服务（如居家护理、康复、核酸检测等）、覆盖"宣教—保健—诊疗—康复—照护"的智慧医养全流程服务模式。

"5G 智慧健康养老"模式能实现的基础还在于长沙县建立了一个打破卫健和民政服务边界的慢性病康复与医养融合服务中心（简称"医养中心"）。医养中心为周边一万多名慢性病患者和留守老人建立健康档案，提供常见病、慢性病的预防、治疗和护理服务。长沙县高度重视智慧健康养老在县域内的整体落地，希望借助湘雅医院的技术和医疗优势，打造出一个"依托公立医疗服务体系、上级医院赋能基层医院、变被动服务为主动服务、可复制可推广"的健康养老"长沙模式"，让县域内所有居家养老的老年人都能充分享受到湘雅医院打造的这套智慧健康养老系统带来的便利，营造全新的健康养老生活方式。

参考文献

［1］孙振球，徐勇勇 . 医学统计学 ［M］. 北京：人民卫生出版社，2014.

［2］张倩倩，金花，史晓晓，等 . 我国主动健康的实施现状及对各责任主体实施策略的建议 ［J］. 中国全科医学，2022，25（31）：3923-3927，3932.

［3］燕连福，王芸 . 习近平总书记关于人民健康重要论述的思想内涵与实践价值研究 ［J］. 北京工业大学学报（社会科学版），2020，20（5）：23-30.

［4］刘珏，李蔚东，么鸿雁，等 . 主动健康研究进展与展望 ［J］. 中国预防医学杂志，2023，24（7）：750-752.

［5］李祥臣，俞梦孙 . 主动健康：从理念到模式 ［J］. 体育科学，2020，40（2）：83-89.

［6］陈晓红，郭建军 . 主动健康背景下我国体医融合服务框架的构建 ［J］. 首都体育学院报，2021，33（5）：474-480.

［7］樊代明 . 整合医学初探 ［J］. 医学争鸣，2012，3（2）：3-12.

［8］刘茜，蒲川 . 基于重大疫情防控的医防融合策略研究 ［J］. 现代预防医学，2021，48（8）：1426-1429.

［9］刘洋，王静 . 新型冠状病毒肺炎疫情背景下"医防融合"发展模式的思考 ［J］. 兵团医学，2021，19（2）：53-54.

［10］弓孟春，刘莉，王媛媛，等 . 主动健康管理模式的构建策略 ［J］. 科技导报，2022，40（6）：93-100.

［11］李本燕，白露露，吴楷雯，等 . 我国居民健康素养提升的难点与对策探析 ［J］. 健康教育与健康促进，2021，16（1）：53-57.

［12］胡建平，徐玲，冯文，等 . 主动医疗健康服务模式的理论框架研究 ［J］. 中国卫生信息管理杂志，2016，13（3）：227-231.

［13］庄琦 . 始终把人民健康放在优先发展的战略地位：党的十八大以来健康中国行动的成就与经验 ［J］. 管理世界，2022（7）：24-36.

［14］陈万春，刘锋，刘清芝，等 . 将健康理念融入政府决策实施路径探讨 ［J］. 中国卫生经济，2018，37（12）：80-83.

［15］戴红磊，苏光颖 . 我国社区体医健康服务模式困境及发展路径 ［J］. 体育文化

导刊，2020（3）：62-66.

［16］谢琴，侯利民.老龄化背景下养老机构体育服务现状及促进策略研究［J］.体育科技，2020，41（5）：67-68.

［17］朱斌.中国公民健康素养与学校健康教育资源的整合利用［J］.中国学校卫生，2009，30（2）：161-162.

［18］李纪江.解读《2007年中国城乡居民参加体育锻炼现状调查公报》［J］.新体育：社会体育指导员，2009（1）：20.

［19］董恩宏，严越，解亚丽，等.我国卫生资源配置区域差异化程度及空间分布趋势研究（2009—2020年)［J］.中国卫生政策研究，2022，15（6）：73-79.

［20］杨江，宋淑华.体医融合高质量发展机遇、困境与策略［J］.体育文化导刊，2023（6）：54-60.

［21］叶恬恬，赵允伍，王晓松，等.基于"主动健康"理念的社区慢性病管理模式研究［J］.卫生经济研究，2021，38（8）：45-48.

［22］钟慧翔，杜仁龙，张艳丽.中西部脱贫地区主动健康型医疗卫生服务区域协同模式服务管理规范研究［J］.中国医院管理，2022，42（4）：13-17.

［23］张艳丽.中西部脱贫地区主动健康型医疗卫生服务区域协同模式专家共识［J］.中国医院管理，2022，42（4）：9-12.

［24］周田，蓝发胜.互联网健康管理服务的质量评价难题及对策［J］.中国卫生质量管理，2015，22（5）：101-103.

［25］何方玲.基层医疗卫生机构主动健康管理服务质量控制研究［J］.中国现代药物应用，2018（16）：87-89.

［26］王红霞，掌建敏.全球范围内主动健康管理实践的国际比较［J］.中华全科医学，2019，17（3）：287-290.

［27］谢有彩，陈惜琴，郭桂枝.以人为中心的主动健康管理服务在社区慢性病患者中应用效果观察［J］.医学理论与实践，2020，33（12）：2052-2053.

［28］王海芳.科学、完善、可靠的职业健康评价指标体系［J］.职业健康与安全，2021，39（1）：88-90.

［29］梅丽艳.基于主动干预的健康管理模式与策略价值探析［J］.经济学家，2021（18）：99-100.

［30］赵义彬，施小娟，蔡琼，等.基层公共卫生服务能力评估指标体系及方法学构建［J］.中国全科医学，2019，22（11）：1317-1325.

［31］许尤凯.慢病健康风险评估与生活方式干预的效果和途径研究［J］.中国卫生经济，2021，40（5）：85-89.

［32］程显扬.基于政策工具的《健康中国行动（2019—2030年)》文本分析［J].东北大学学报（社会科学版),2020,22（5）:65-72.

［33］胡姗姗,肖璐.新医科背景下全科医学教育发展的机遇、挑战和应对:以上海健康医学院为例［J].卫生职业教育,2023,41（12）:7-10.

［34］高旭东,谭晓东,王震坤,等.基于加权秩和比模型的湖北省健康管理服务效果综合评价研究［J].中国全科医学,2019,22（35）:4358-4361.

［35］王美凤,葛燕萍,葛振兴,等.上海市老年人健康服务供给评价指标体系构建［J].卫生经济研究,2021,38（9）:29-32.

［36］邹茂,吴成斌,陈小丹,等.基于德尔菲法的重庆市健康促进医院评价指标体系构建研究［J].医学与社会,2022,35（2）:75-79,84.

［37］刘影,吴一波,任学锋,等.医院健康促进评价指标体系的探索与构建［J].中国健康教育,2022,38（3）:264-268.

［38］刘静,曾渝,黑启明.基于安德森模型的社区老年人健康管理服务效果评价指标体系构建研究［J].中华健康管理学杂志,2017,11（3）:222-227.

［39］官芳芳,孙喜琢,李亚男,等.构建区域卫生健康工作评价指标体系的研究［J].现代医院管理,2021,19（1）:13-16.

［40］曹承建,邵银燕,朱媛媛,等.健康医院评价指标体系构建研究［J].医院管理论坛,2016,33（8）:32-35.

［41］李力,郑英,朱晓丽,等.基于需方的县域医疗健康服务整合评价工具构建与适用性研究［J].中国卫生政策研究,2022,15（1）:29-36.

［42］熊回香,代沁泉,陈琦,等.面向"健康中国2030"的我国省级健康政策研究及启示:基于"工具—大健康—健康权"的探索［J].情报理论与实践,2021,44（6）:28-36.

［43］段万春,邓欣茹,缪应虎,等.云南省食品安全监管效率评价指标体系构建［J].昆明理工大学学报（社会科学版),2014,14（6）:17-23.

［44］董雪,夏晨曦.区域卫生信息平台的有效性评价指标体系构建［J].中华医学图书情报杂志,2017,26（8）:17-24.

［45］何宇,杨小丽.基于德尔菲法的精神卫生服务可及性评价指标体系研究［J].中国全科医学,2018,21（3）:322-329.

［46］黄盼盼,程红,张迎红,等.基于4R危机管理理论构建互联网＋护理服务风险管理评价指标体系［J].护理学报,2022,29（9）:16-20.

［47］刘钢.北京市社区卫生服务机构医务人员的工作满意度研究［J].中国全科医学,2017,20（4）:411-418.

［48］付强强，金花，李丽，等．主动健康视角下健康素养测评工具的研究现状及其对我国的启示［J］．中国全科医学，2022，25（31）：3933-3943．

［49］杨启城，陈菊，杨涛，等．基于物联网的中医居家健康系统搭建［J］．世界科学技术—中医药现代化，2023，25（5）：1597-1607．

［50］徐婷，董恩宏，郭丽君，等．老年慢性病患者延续性健康管理需求及影响因素研究［J］．中国全科医学，2021，24（13）：1665-1670．

［51］郭清．"健康中国2030"规划纲要的实施路径［J］．健康研究，2016，36（6）：601-604．

［52］洪芳．定性研究和定量研究的比较分析［J］．南方论刊，2013（12）：52-53．

［53］张琦，姚家新．混合研究方法：我国体育学博士论文适用情境与模型解析（2015—2019)［J］．山东体育学院学报，2021，37（2）：62-70．

［54］冯晨阳，刘迷迷，刘强，等．大数据背景下医院数据质量评价模型及监控管理模式探索［J］．医学信息学杂志，2022，43（7）：26-31．

［55］王庆石，马怡宁．统计指标的客观性与主观性［J］．统计与决策，1993（5）：30-31．

［56］张妍，李建清．基于利益相关者对健康老龄化背景下社区康复医疗服务发展的思考［J］．江苏卫生事业管理，2022，33（6）：836-839．

［57］胡建平．新时代区域全民健康信息化建设路径思考［J］．中国卫生信息管理杂志，2020，17（5）：553-558，564．

［58］冯俊剑．基于数据驱动的区域卫生管理决策支持系统研究［D］．武汉：华中科技大学，2017．

［59］江文超．上海市流动人口健康服务质量评价研究［D］．上海：上海工程技术大学，2020．

［60］朱平华．医联体框架下广西三级综合医院健康管理服务能力评价及模式优化研究［D］．南宁：广西医科大学，2019．

［61］李悦．基于我国资源环境问题区域差异的生态文明评价指标体系研究［D］．武汉：中国地质大学，2015．

［62］韩家豪．"健康中国"视角下北京市全民健身公共服务绩效评价指标体系的建构与实证分析［D］．北京：首都体育学院，2022．